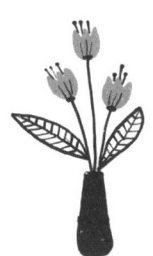

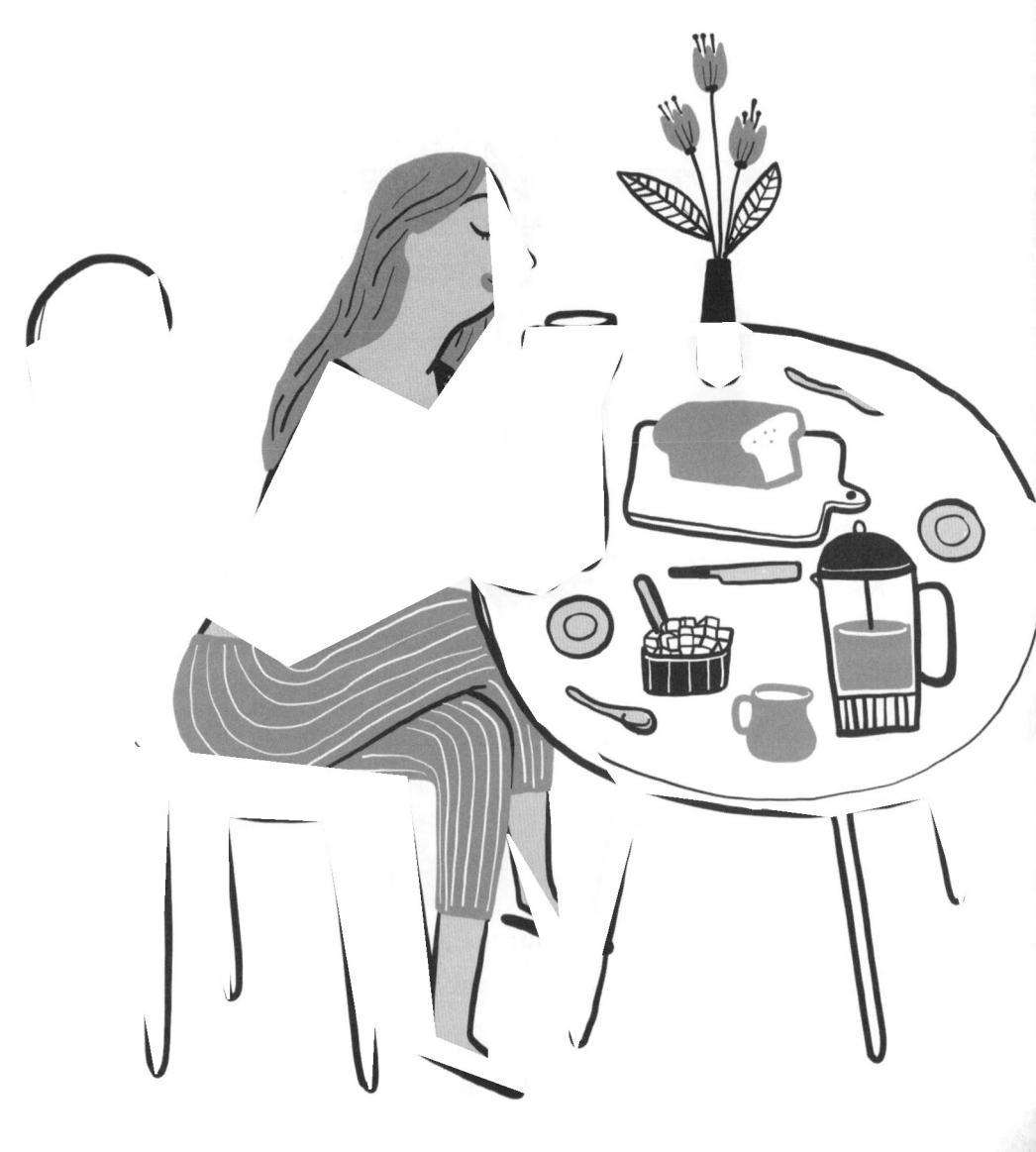

Anna Sibel e Bea Campos

O SOBREPESO EMOCIONAL

Livre-se da culpa e mantenha uma relação saudável com seu corpo e a comida

Tradução
Maria Luiza X. de A. Borges

Prefácio
Carla Paredes e **Joana Cannabrava**,
criadoras da página "**Papo sobre Autoestima**"

NOTA IMPORTANTE: Ocasionalmente as opiniões sustentadas na obra podem diferir de definições da medicina oficialmente aceita. A intenção é facilitar a informação e apresentar alternativas, hoje disponíveis, que ajudam o leitor a valorizar e a decidir responsavelmente sobre sua própria saúde e, em caso de doença, a estabelecer um diálogo com seu médico ou especialista. Este livro não pretende, em nenhum caso, ser um substituto da consulta médica pessoal.

Embora se considere que os conselhos e as informações são exatos e certos no momento da publicação, nem as autoras nem a editora podem aceitar nenhuma responsabilidade legal por qualquer erro ou omissão que se tenha podido produzir.

Título original: *El sobrepeso emocional*

© Anna Sibel e Bea Campos, 2022.
Direitos de tradução acordados por intermédio de Sandra Bruna Agencia Literaria, SL. Todos os direitos reservados.

Direitos de edição da obra em língua portuguesa no Brasil adquiridos pela Agir, selo da EDITORA NOVA FRONTEIRA PARTICIPAÇÕES S.A. Todos os direitos reservados. Nenhuma parte desta obra pode ser apropriada e estocada em sistema de banco de dados ou processo similar, em qualquer forma ou meio, seja eletrônico, de fotocópia, gravação etc., sem a permissão do detentor do copirraite.

EDITORA NOVA FRONTEIRA PARTICIPAÇÕES S.A.
Rua Candelária, 60 — 7º andar — Centro — 20091-020
Rio de Janeiro — RJ — Brasil
Tel.: (21) 3882-8200

Dados Internacionais de Catalogação na Publicação (CIP)

S563s   Sibel, Anna; Campos, Bea

O sobrepeso emocional: livre-se da culpa e mantenha uma relação saudável com seu corpo e a comida / Anna Sibel, Bea Campos; tradução por Maria Luiza X. de A. Borges. – 1.ª ed – Rio de Janeiro: Agir, 2022.
256 p., 15,5 x 23 cm

Tradução de: *El sobrepeso emocional*

ISBN: 978-65-5837-078-9

1 . Desenvolvimento pessoal 2. Alimentação. I. Campos, Bea. I I. Borges , Maria Luiza X. de A. I II. Título

CDD: 152
CDU: 159.9

André Queiroz – CRB-4/2242

CONHEÇA OUTROS LIVROS DA EDITORA:

Sumário

Prefácio, 9
Prólogo, 11
Introdução, 15

1. Por que não consigo perder peso?, 17
   Experimentei de tudo e nada funcionou, 17
   "Fazer dieta" sabota a perda de peso, 21
   E se eu fizer um clique mental?, 25
   Segredos para ativar a mudança de chip (exercício prático), 28
   Exercícios práticos para uma alimentação consciente, 32

2. A arte de nutrir nosso corpo: psicologia da alimentação, 39
   O que é psicologia da alimentação?, 39
   Quais alimentos temos a nosso alcance?, 45
   Alimentação nutritiva, 51
   Alimentação natural, 57
   Pare as inflamações: guia prático, 61

3. Alimentação consciente e responsável, 65
   Sabemos nos alimentar?, 65
   Não se deixe enganar: leia os ingredientes, 74
   Preparada para a lista de compras? Aqui começa a sua mudança, 80
   Casamento estrutura-prato, 84
   Sinta-se mais vital, forte e sadia: dicas práticas, 88

4. Alergias, intolerâncias e sensibilidades, 93
   Algum alimento lhe cai mal?, 93
   Organismo acidificado *versus* organismo alcalino, 100
   Glúten, 103
   Alimentos lácteos, 109
   Café e álcool, 114
   Exercício prático, 117

5. Livre-se das dietas, 121
   Viagem interior: reprogramação de crenças, pensamentos e emoções, 121
   Relação sadia e positiva com o nosso corpo e a comida, 124
   Prazer: o ingrediente imprescindível que não pode faltar em sua vida, 128
   Como ativar o poder metabólico de nosso cérebro, 131
   Dicas motivacionais para a reprogramação mental (exercício prático), 136

6. Livre-se de seu sobrepeso emocional, 139
   Emoções que sabotam a perda de peso, 139
   Crenças tóxicas que nos engordam, 140
   Como se "apaga" nossa digestão, 144
   Revolução hormonal, 147
   Dê adeus às emoções que a bloqueiam (desintoxicação emocional), 149

7. O monstro da ansiedade, 153
   Fome física *versus* fome emocional, 153
   Estresse consciente e inconsciente, 157
   Comer com plena atenção, 160
   Escute seu corpo, 163
   Estratégias para diminuir a ansiedade por comer (dicas práticas para nos amarmos), 167
   Truques nutricionais para vencer a ansiedade (exercício), 170

8. A magia de amar seu corpo e sua mente, 179
   Como você se sente ao comer, 179
   Emoções que você não quer escutar nem sentir, 181
   Os mensageiros emocionais, 183
   Você é quem quer ser?, 186
   Técnicas para conectar sua mente e seu corpo
       (exercício prático), 189
   Comer com plena atenção (exercício prático), 191

9. Sou minha prioridade: desfrute de sua melhor versão, 199
   O poder de seus valores internos, 199
   Lista de prioridades, 203
   Agradeça e vencerá, 207
   Ame-se com arte, 212
   Confie e flua, 216
   Descubra sua magia interior para gerar atração para sua vida
       (exercício prático), 217

10. Panela de cocção lenta (Chup chup): divirta-se na cozinha, 221
    Crie seus próprios cardápios, 221
    O que vamos comer no café da manhã?, 228
    Preparemos deliciosos almoços e jantares, 233
    Lanches: refeições rápidas e saudáveis, 244
    Comida e alma: praticamos cozinhando, 248

Bibliografia, 253

Prefácio

Aprender a se amar não é uma tarefa fácil, muito menos intuitiva. Olhar o próprio corpo no espelho sem cair na armadilha de só enxergar os defeitos pode ser um desafio. Desde pequenas somos ensinadas qual tipo de corpo é reconhecido socialmente como belo, um exemplo a ser seguido. Nessa caminhada, nos fazem acreditar que precisamos sofrer para atingir esse corpo e, quando menos esperamos, começamos a luta contra o espelho e contra a balança. E a autoestima, em vez de ser construída em uma base sólida, acaba sendo tão frágil quanto um castelo de cartas, onde um comentário ou uma mudança no nosso corpo podem ser suficientes para desmoronar tudo.

É nessa hora que entramos em um mundo de dietas infalíveis e produtos milagrosos. Em que seguimos dicas baseadas no ódio que nutrimos do nosso corpo, não no amor-próprio. O que ninguém nos fala — e a gente aprende da pior maneira — é que a dieta infalível não é sustentável a longo prazo e o produto milagroso, se não for golpe de marketing, pode acabar com a nossa saúde. Efeito rebote, relação conturbada com a comida, transtornos alimentares, insatisfação e frustração são apenas algumas das consequências que podem surgir dessa busca desenfreada pelo corpo aspiracional. Quando a ficha cai, descobrimos que, durante esse processo, desaprendemos quase tudo sobre nós mesmas.

Do que gostamos? O que nos sacia? O que nos dá prazer? O que nos relaxa? Quais comidas nos fazem bem? Percorrer esse caminho de busca da própria verdade demanda doses enormes de autoconhecimento e um mergulho profundo dentro de si, com muita compaixão, respeito e paciência. Requer fugir das respostas prontas para fazer escolhas que nem sempre são mais fáceis, mas serão mais conscientes e duradouras.

Se você está querendo sair do automático e buscar uma relação mais saudável, estável e amorosa com seu corpo, *O sobrepeso emocional* lhe traz um excelente convite para se conhecer melhor, para entender suas emoções e como elas influenciam na sua alimentação e no seu bem-estar.

Carla Paredes e Joana Cannabrava
Criadoras da página "Papo sobre Autoestima",
um espaço para debate das principais questões que envolvem
a autoestima feminina na sociedade atual.

Prólogo

"A felicidade não está em outro lugar, mas aqui. Não está em outro momento, mas agora."

WALT WHITMAN

Façamos um pacto. Prometa a si mesma:

- Encontrar ao menos uma coisa positiva em seu corpo todos os dias.
- Deixar de se criticar cada vez que se olhar no espelho e deixar de se comparar com outros corpos.
- Entender que a verdadeira beleza vem de sentir-se segura de si mesma.

Você vai descobrir neste livro que é capaz de manter uma relação sadia e feliz com a comida e, sobretudo, consigo mesma, ainda que agora certamente não acredite nisso. Gostaríamos que considerasse este livro em suas mãos como uma oportunidade de desfrutar de um caminho cujo fim é uma alimentação consciente, sem lutas.

Nesse caminho não há regras nem atalhos que a façam chegar mais rápido, mas com as técnicas e as ferramentas que vamos propor você construirá uma relação mais carinhosa com a comida, sem ninguém nem nada que a pressione, e alcançará um estado de paz interior, de equilíbrio mental, físico, emocional e espiritual.

Em nossa experiência profissional, aprendemos que a melhor forma para ativar seu metabolismo, mudar seu corpo, baixar de peso e transformar sua saúde começa pela prática da **gratidão corporal**.

É muito mais fácil nutrir seu corpo e cuidar dele quando você se sente agradecida em relação a ele.

Se você come quando está triste, estressada, entediada ou simplesmente para se consolar, este livro é para você, também caso tenha tido um dia longo e se sinta esgotada. Quando há um excesso de emoções transbordantes, se você não escolheu conscientemente uma rotina de autocuidado, sua mente buscará esse equilíbrio em algo prazeroso como a comida ou outros apegos.

A comida em nossos dias deixou de ser o meio de nutrir nosso corpo e passou a servir para:

- Evitar sentimentos "negativos" (não há emoções positivas ou negativas, todas são necessárias para nos adaptarmos ao ambiente).
- Buscar prazer (*fast-food*).

Sabemos como você se sente, conhecemos essas sensações que invadem seu corpo quando enfrenta um desses momentos de perda de controle diante da comida e por isso queremos lhe dar a oportunidade de entender o que está acontecendo com você.

Tenha em mente que, quando você agradece, seu corpo entra num estado profundo de relaxamento. E por que é importante estar num estado de relaxamento? Porque, quando você se sente estressada, seu corpo produz mais hormônios do estresse (cortisol), o famoso hormônio que armazena gordura, o que impede a formação e tonificação muscular.

Além disso, quando estamos em estado de estresse crônico, nossos níveis de insulina no sangue se elevam, causando inflamação e tornando-nos mais propensos a padecer qualquer doença. Sob o influxo do estresse, seus hormônios do apetite se desregulam, razão pela qual nenhuma força de vontade é suficiente para fazê-la comer porções inteligentes (portanto, comemos compulsivamente e você pode sentir que está fora de controle). Seu sistema imunológico também fica debilitado. Quando estamos expostos a um estado de alerta ou estresse crônico, reduz-se o número de células em nosso hipocampo, que é o principal centro da memória do cérebro.

Por outro lado, quando você relaxa, seu corpo se encontra na melhor disposição para reparar órgãos, músculos e tecidos. Você ativa sua digestão, regenera suas células e evita o envelhecimento prematuro.

Com este livro você vai transformar sua relação com seu corpo e a comida para que possa ativar seu metabolismo e finalmente **se sentir**

livre de culpas: livre de dietas, do sobrepeso emocional, do vício na comida, do comer com culpa, do medo de engordar, da ansiedade por comer, das crenças limitadoras que a sabotam e das emoções que a levam a se refugiar na comida, para que você **possa se converter na versão mais autêntica, feliz, apaixonada, real e criativa de si mesma**.

LEMBRE-SE: SE SEU CÉREBRO NÃO CRÊ EM ALGO, SEU CORPO TAMBÉM NÃO CRÊ. SE SEU CÉREBRO NÃO MUDA, SEU CORPO TAMBÉM NÃO MUDA.

Além disso, vamos lhe ensinar a comer de maneira consciente e a viver atenta. Algumas ferramentas lhe parecerão mais úteis e outras na melhor das hipóteses não tanto. Não faz mal, este livro não contém a verdade absoluta.

Fique com aquilo que funciona para você e a faz se sentir bem. Se o que procura é uma mudança que dure para sempre e não um remédio de urgência, este livro é para você.

Fazer as pazes com a comida e consigo mesma é possível, mas não existe uma varinha de condão para isso, não é algo que ocorra num piscar de olhos. Você terá que treinar dia após dia.

Quer nos acompanhar?

Introdução

O termo *alimentar-se* não se aplica somente à comida. "Alimentar" designa também o que vemos, o que escutamos, o que lemos, o que nos rodeia. Cuidar de nosso corpo é cuidar do que ele recebe de nós e do ambiente em que estamos.

Aviso importante: Este livro não vai lhe dar a receita de uma "dieta milagrosa" nem de um suplemento mágico para emagrecer, nem de uma rotina "maluca" que a ajudará a perder dez quilos em uma semana.

O sobrepeso emocional é um livro cozinhado com o objetivo de **servir** e de **transformar**. Foi pensado para todos os tipos de pessoas e de corpos, tanto se você fez dieta (ou não) como se é vegetariana, vegana, onívora, só come alimentos crus ou simplesmente não se classifica em nenhuma dessas categorias. Porque a essência deste livro não é centrar-se na alimentação nem nas dietas, mas ir além e fazê-la descobrir como está se sentindo física e mentalmente.

Sobretudo, leia o livro todo, **mas não acredite em nada**. Simplesmente experimente-o por si mesma e tire suas próprias conclusões, crenças e pensamentos.

Alimentar-nos é uma arte, simplesmente pergunte a si mesma: "Como estou me nutrindo?"

COMECEMOS.

1. Por que não consigo perder peso?

Experimentei de tudo e nada funcionou

Por que não perdemos peso? Essa é possivelmente a pergunta mais comum que nos fazemos como sociedade em relação à perda de peso. Pode ser difícil perder alguns quilos e manter-se num peso constante, mas a pergunta importante que queremos lhe fazer para começar é a seguinte: compreendemos realmente por que aumentamos de peso?

Se você soubesse a resposta certamente já teria o peso desejado, se sentiria bem nutrida e não teria entrado numa espiral de estratégias abusivas pouco ou nada eficazes a médio e longo prazos.

> O que pensa, o que vê e o que sente têm um impacto profundo em todo o seu corpo

Além disso, levante a mão se você tentou algumas ou várias destas estratégias para emagrecer:

- Se fez dietas rigorosas (ou não tão rigorosas).
- Se praticou exercício físico em excesso.
- Se tomou comprimidos para regular o apetite.
- Se praticou jejuns prolongados não supervisionados.
- Se só se alimenta à base de sucos.
- Se deixou de comer.
- Se se tornou vegetariana ou vegana.
- Se deixou de comer carboidratos e lipídios saudáveis para o organismo.
- Se se submeteu a massagens redutoras e tratamentos estéticos.
- Se tomou suplementos e produtos naturais ou químicos e inclusive recorreu a cirurgia.

... E ao final não conseguiu alcançar nenhum de seus objetivos de peso, bem-estar e saúde.

Analise se você se sente farta e frustrada porque não sabe o que comer para seu tipo de corpo, se se considera uma *"dietaholic"*, se vive com o medo constante de engordar, se sente que lhe falta força de vontade ou se tem a sensação de que a comida a controla e se apoderou de você.

Podemos intuir sua resposta e concluir que certamente nada do que você fez até hoje funcionou de forma consistente e duradoura, muito pelo contrário. E talvez você tenha encontrado mais de um destes efeitos adversos que não tinha previsto mentalmente:

- Um aumento "inexplicável" de peso.
- Frustração por não conseguir os resultados que tinha projetado.
- Ansiedade perante a comida praticamente todos os dias.
- Dores somáticas (cefaleias, enxaquecas, inchaços, indigestão, peso, dores musculares, entre outros).
- Sensação de perda de tempo, de dinheiro e de esforço.

É relevante considerar alguns dados impactantes:

- 95% das pessoas que fazem dieta para perder peso experimentam o famoso "efeito rebote" em menos de seis meses.
- 60% das pessoas fazem dieta ou acreditam que deveriam fazê-lo.
- Mais de 50% querem perder peso e investem a maior parte de seu dia pensando em como fazê-lo.
- Mais de 50% das pessoas experimentam sentimentos de angústia, depressão, frustração e rejeição pelo seu corpo.
- Mais de 80% das mulheres experimentam rejeição a alguma ou a várias partes de seu corpo (sofrem de dismorfofobia ou alteração de sua imagem corporal).
- Cerca de 70% temem ganhar peso.

Esses são apenas alguns dados (poderíamos nos estender mais, mas acreditamos que esses são muito significativos) que demonstram claramente que os métodos para emagrecer que nos venderam nas últimas décadas não funcionam. Não são duradouros. Não são eficazes, nem efetivos, nem eficientes.

Se funcionassem, já teriam tido um impacto direto positivo sobre seu bem-estar e sua saúde (física e mental), e não estaríamos vivendo uma das piores crises de sobrepeso, obesidade e doenças crônicas da humanidade.

Se você se propôs como objetivo **perder peso**, vamos lhe explicar o que acontece em "sua cabecinha" quando você se propõe isso:

- Você diz a si mesma "Este será meu ano!". E esse pensamento a fará se sentir muito motivada e feliz.
- Começa a ir à academia e a fazer esporte ao ar livre.
- Repete para si mesma: vou trabalhar para "conseguir um corpo estupendo custe o que custar".
- Propõe-se a começar a perseguir seu objetivo de emagrecer na próxima segunda-feira, supermotivada.
- Chega a segunda-feira e você diz a si mesma: "Desta vez vamos!"
- Põe todo o seu empenho e sua vontade para alcançar suas metas de saúde. Repete para si mesma que não vai esmorecer.
- As horas vão passando e à noite você se senta à mesa e começa a engolir tudo que não comeu durante o dia.

E, se você não desiste na própria segunda-feira, repete para si mesma novamente "Desta vez vamos!", e mantém seu propósito com esforço e suor por uns três dias. No quarto dia... pum! Você cai! Você se reconhece?

Fazemos promessas para nós mesmos constantemente e, quando afinal revisamos esses desafios a que nos propusemos, vemos que muitos — ou quase todos — ficaram em meros "propósitos" que não levamos a cabo. Talvez você os tenha em mente, mas o problema é que os manteve fechados em sua cabeça e não lhes deu vida.

Você pode se impor todos os desafios e objetivos que desejar, mas não os materializará se não desenvolver **a linha do tempo de seus propósitos e desafios**. A linha de seus propósitos consiste em passar por quatro zonas evolutivas que a focalizarão em lograr seus objetivos: **a zona de conforto, a zona do medo, a zona de aprendizagem** e, finalmente, a desejada **zona de crescimento**.

A linha do tempo a ajudará a descobrir quais são seus principais bloqueios na hora de perder peso (*zona de conforto*), a sentir-se merecedora e despojá-la de seus medos (*zona do medo*), a aprender a ter uma mentalidade adequada focalizando-a em suas prioridades e seus objetivos (*zona de aprendizagem*), e, finalmente, a cumprir suas metas vê-las materializadas (*zona de crescimento*).

Embora seja muito mais cômodo viver na zona de conforto, onde temos tudo muito controlado, se ficar estagnada nela você não conquistará suas metas. Tudo que você quer alcançar se encontra na zona de crescimento.

Passar de zona em zona é uma "corrida de obstáculos" em que você deverá definir bem a estratégia que deve seguir, ordenar suas prioridades, planificar e preparar-se a fundo e, sobretudo, exercitar **sua mentalidade** (porque uma coisa é dizer que você vai subir uma montanha sentada no sofá da sua casa e outra bem diferente é começar a subida e experimentar sensações que nem sempre serão prazerosas).

Para fortalecer essa mentalidade, há duas circunstâncias que você deverá conhecer e levar em conta: seu "eu presente" e seu "eu futuro". Lidar com esses dois personagens não é uma tarefa fácil, já que você tem de se envolver numa constante controvérsia dialética, quase como se tivesse o dia todo um anjo e um demônio sussurrando em seu ouvido.

Por um lado, você tem seu **"eu presente"**, e ele é apaixonado por entrar em ação, não lhe fale de futuro porque ele só quer desfrutar do aqui e agora. É quem realmente decide o que vai fazer neste momento. E pode atuar como um autêntico "demônio". Ele a tenta dizendo-lhe que não acontecerá nada se você escapar de seu plano de bem-estar emocional e saúde nutricional e se deixar levar por ele (por exemplo, se comer um hambúrguer com batatas e um refrigerante calórico). Esse eu presente não quer saber de propósitos, porque os vê como algo entediante e prefere sentir-se feliz, deixar-se levar pelo princípio do prazer e não pelo princípio da realidade.

Por outro lado, você tem seu **"eu futuro"**, ao qual fascina propor-se metas, objetivos e desafios ao longo da vida. Projeta planos e, quando os cumpre, esse eu se orgulha de você porque sabe que isso significa compromisso, crescimento e, finalmente, autoestima e liberdade. Faz com que você se sinta realizada, espetacular e com muitíssima energia.

Um exemplo disso poderia ser: "Vou comer de forma saudável, fazer esporte, cuidar de meus pensamentos, nutrir-me conscientemente, não beliscar fora de hora etc."

É isso que acontece em nosso cérebro cada vez que planejamos um desafio ou um objetivo futuro. O eu presente é o que atua e, se não o controlarmos, ele vai ignorar a lista dos propósitos e nunca chegará a cumpri-los, já que **não entende de limites**.

Talvez você possa cumpri-los quando tem por objetivo agradar aos outros (apresentar um relatório, concluir um trabalho, preparar uma conferência etc.); mas, se o desafio é para você mesma, você não fixará data de entrega, o irá adiando e acabará faltando à palavra que deu a si mesma, com o risco de entrar num *loop* negativo.

Ao longo do livro vamos revelar como se manter na linha e impulsionar seu "eu presente" para que tome as decisões mais saudáveis e benéficas a fim de promover a consecução de seus objetivos e para que esteja alinhado e sincronizado ao máximo com seu "eu futuro".

"FAZER DIETA" SABOTA A PERDA DE PESO

Sim, cuidar do que comemos é importante, pois nosso corpo necessita se nutrir para estar saudável. Mas isso é só uma parte de tudo que você necessita para manter seu corpo em perfeito estado. A pedra angular do porquê ficamos estagnadas e não conseguimos nosso ansiado peso saudável passa pela compreensão de como suas decisões relativas à comida podem depender também do que você pensa e do que sente. Se você não processar saudavelmente suas emoções e suas crenças, se bloqueará e gerará um **sobrepeso emocional**.

O sobrepeso emocional é definido como um acúmulo de hábitos emocionalmente inconscientes que estão sabotando todos os nossos esforços para conseguir tornar efetiva a perda de peso, uma vez que provocam um bloqueio em nossa digestão e em nossos sistemas metabólico e hormonal, nos incapacitando para nos libertarmos dos quilos a mais.

O peso irá embora quando tiver que ir; quando você tiver aprendido o que ele veio ensinar

Essa emoção de estancamento e bloqueio é "uma energia". A energia não se cria nem se destrói, se transforma. Portanto, quando você tem um sentimento ou uma emoção que não sabe como processar, essa energia fica guardada em seu corpo e vai se acumulando e expandindo por seus órgãos, músculos e tecidos. Por isso de repente você pode experimentar uma dor nas costas, na cabeça, nas pernas, no pescoço, na barriga, no nervo ciático etc. Essa energia acumulada pode começar a se converter num sobrepeso ou em diferentes disfunções de saúde. Portanto, por mais dietas e estratégias que você tenha tentado fazer até agora, certamente nada funcionou de forma duradoura! Se você tem a mente cheia de crenças limitadoras, mais cedo ou mais tarde o corpo vai se ressentir e vai fazer com que você o saiba por meio de outros sintomas ou "mensageiros".

E, se você não consegue detectá-las a tempo, todas essas "mensagens" podem se converter num sobrepeso que, por sua vez, podem lhe ocasionar mais pensamentos negativos que a farão entrar num labirinto cuja saída você não verá. E não é um panorama agradável; quem o experimentou e se sentiu identificado poderá ter empatia e entender do que estamos falando.

Procurar eliminar essas mensagens por meio da força de vontade e do controle não nos levará a nenhuma boa solução. Temos que calibrar bem todos os sensores e escutar o que os "sintomas" realmente procuram nos dizer. Só escutando (escuta empática, sem oferecer resistência) conseguiremos compreender a "mensagem" que eles querem nos transmitir. Essa prática necessitará que nos conectemos com nosso corpo mediante exercícios que desenvolveremos mais adiante; quando entendermos e decifrarmos que informação "o mensageiro" está nos transmitindo, ele começará a desaparecer. Não terá mais sentido que esteja ali!

Se entendermos que o sobrepeso é um "mensageiro" e aprendermos a escutá-lo, estaremos prontas para nos reprogramar mentalmente e, em consequência, perderemos esses quilos a mais que havíamos retido. Nos livraremos por fim — e sem efeito rebote — do sobrepeso emocional.

A transformação verdadeira só pode acontecer a partir de dentro, nunca de fora. Mas você não pode se desfazer de algo que sente que não lhe pertence num abrir e fechar de olhos e — embora aparentemente você possa considerar seus quilos a mais, o excesso de gordura ou os desequilíbrios como esse algo "que não é seu" — a partir de hoje deverá considerar esse desafio de brigar com o incômodo como a

grande aula que a vida lhe ministra para se reprogramar mentalmente e se livrar do sobrepeso emocional.

Porque o que cremos, pensamos e sentimos é igual ou mais importante do que o que comemos. Nossos pensamentos, emoções e crenças têm um impacto direto sobre nossa digestão, sobre os hormônios do metabolismo e do sistema hormonal, sobre a absorção de nutrientes e sobre a forma como nosso corpo queima calorias e gordura.

É possível que você tenha o plano de alimentação mais saudável do mundo, mas, se ativa seu estado de alarme interno e se põe na defensiva em face do que lhe desagrada, ataca a si mesma, despreza-se ou se critica constantemente, sabe o que vai acontecer? **Surpresa**: inconscientemente você pode estar ativando seu metabolismo e provocando um armazenamento não desejado de gordura.

As emoções sabotam a perda de peso. Você não vai conseguir perder peso se não ama seu corpo e não vai se livrar desses quilos incômodos se enxerga seu corpo como seu pior inimigo.

Imagine que tem filhos, a quem ama acima de tudo. Daria *fast-food* para eles? Caso tivessem sobrepeso ou alguns quilos a mais, lhes diria que estão "gordos" ou como estão feios? Os deixaria dias e dias sem comer? Lhes daria comprimidos para emagrecer porque talvez tenham um pouco de barriga? Certamente não, porque, quando amamos algo ou alguém, queremos o melhor para eles e os dotamos dos melhores recursos para que estejam bem.

Agora vem a pergunta-chave (pergunta-reflexão): por que não fazemos isso com relação a nós mesmas e não nos damos o melhor para estarmos saudáveis e nutridas?

Muitas pessoas podem pensar que estão fazendo todo o possível para se cuidar e procuram mudar seus hábitos, mas não conseguem fazê-lo porque basearam seu "por quê" e seu "para quê" em **uma ilusão**: às vezes fruto de uma projeção inalcançável de um corpo perfeito, magro, esculpido, sem estrias nem celulites. Claro que é possível estar magra!; mas, se seu único objetivo é estar magra, é muitíssimo mais fácil que você se autossabote caso não tenha desenvolvido seu amor próprio antes.

Se você não ama seu corpo, se não o respeita, não o valoriza, não estará nutrida. Por isso, nosso principal objetivo será cultivar uma autoestima robusta que não se paralise mais pelo medo, que não consinta que os demais a façam sentir-se mal e, finalmente, que lhe permita concentrar-se em retomar o controle de suas emoções e de sua alimentação.

Nossa autoestima desempenha um papel fundamental quando falamos de criar mudanças, de obter resultados e de projetar a vida que queremos. Se você confia "cegamente" em si mesma e se sente autossuficiente, agirá e não se sentirá estagnada. Por isso a base de tudo é começar a cultivar uma autoestima robusta e poderosa.

No entanto, não é possível realizar esse processo à base de dietas, de sucos detox, praticando esporte de forma desmedida ou deixando de comer... Não é nada disso! Sua autoestima é gerada por meio de um trabalho de "musculação interna". A **musculação interna para nos livrarmos do sobrepeso emocional e físico** é um processo de fortalecimento de nosso EU e, para conseguir isso, teremos de trabalhar alguns desafios.

- Nunca mais nos deixarmos paralisar pelo medo.
- Não dar ouvidos a essa voz interior que sussurra para nós e tenta pisar reiteradamente em nosso valor inerente (e que nos incita a uma constante crítica interna que faz com que nos sintamos pouco suficientes).
- Não permitir que os outros façam com que nos sintamos mal.
- Aprender que a adversidade é nosso melhor aliado e nosso motor de crescimento.
- Deixar de ser "vítimas da comida" e retomar o controle de nossa alimentação.

Esse trabalho não requer milhares de ferramentas, só **você mesma e sua vontade de iniciar as mudanças**. Não importa há quanto tempo você está abusando de seu corpo, já que sempre é tempo para começar a amar-se.

Lembre-se de que você não vai se fortalecer unicamente mediante reafirmações positivas externas, descobertas ou qualquer outro reconhecimento que receba (que só lhe proporcionarão um efeito placebo praticamente de microssegundos, razão pela qual você se sentirá vazia de novo).

Quando você se vir cumprindo sua própria palavra, quando se converter na domadora de seus impulsos e disser a si mesma: "Acabou, já basta, quero deixar de sofrer e de reagir a meus impulsos internos", conseguirá respeitar-se e amar-se.

Sabe que resultados vai conseguir? Você tentará triunfar em tudo, poderá fazer coisas incríveis, seu cérebro se libertará e não será escravo de seus medos e de suas obsessões, e você entrará em sua zona VIP de segurança. Dessa forma, os comentários externos negativos não a perturbarão (se converterão em simples ruídos dos quais você poderá desdenhar como se fossem incômodos irrelevantes em sua vida) e você sentirá que é capaz de pôr projetos em marcha e cumprir suas metas.

O importante passará a ser o que você mesma diz sobre si. É um bom momento para ser consciente, auto-observar-se e identificar que hábitos e padrões emocionais estão lhe ocasionando essa incapacidade para perder peso e fazem com que seu corpo tenha esses quilos a mais.

E SE EU FIZER UM CLIQUE MENTAL?

Ao longo do livro vamos compartilhar com você informações muito profundas e poderosas que talvez nenhum especialista em nutrição tenha lhe ensinado antes. Partimos do princípio que você **só poderá perder peso e ficar saudável quando fizer um clique mental**.

Por quê? Porque seus pensamentos, suas emoções e suas crenças têm um impacto direto sobre a maneira como você assimila, digere e queima calorias. Você leu bem! A raiz de seus comportamentos, suas atitudes e seus hábitos relacionados à comida e ao amor que você tem pelo seu corpo tem origem em um pensamento ou uma crença.

Se você não mudar o pensamento e a emoção, saindo do círculo vicioso em que pode estar, voltará a "cair" nos mesmos erros e hábitos disfuncionais que a levaram a desenvolver uma relação caótica com a comida.

Em *O sobrepeso emocional* você aprenderá a desbloquear seu cérebro para mudar o chip mental e perder peso sem dietas e de forma totalmente respeitosa, tranquila e compassiva consigo mesma.

- Descobrirá seu nível de **"sobrepeso emocional"**.
- Se livrará das emoções e dos pensamentos que a bloqueiam de forma crônica e aprenderá a escutar seu corpo, a mimá-lo e a cuidar dele como o tesouro mais estimado.
- Aprenderá a emagrecer conscientemente e de maneira permanente.

Para curar nosso corpo, e para ter um peso saudável, precisamos começar a nos reconciliar com nosso corpo, deixar de nos boicotar, de nos atacar e de estar em guerra com nós mesmas para que possamos reaprender a amá-lo. A única maneira de nos entusiasmar com nosso corpo e ter um peso saudável e sustentável é amando-o.

> Nosso corpo precisa de uma reconciliação de nossa parte

Apaixonar-se pelo seu corpo vai requerer um processo no qual você provavelmente partirá do zero. Talvez você sinta que precisará começar do degrau mais baixo.

Imagine que vai subir uma escada cujo degrau mais alto é o amor incondicional (um estado que podemos levar a vida inteira para alcançar em sua plenitude) e o mais baixo equivale ao estado de máxima insatisfação e ódio/rejeição corporal.

O primeiro passo para você se reconciliar amorosamente com a sua imagem física e aceitá-la é compreender em que degrau se encontra e, sobretudo, ver esse processo como uma corrida de longa distância e não de velocidade; você não vai subir a escada em sete dias!

Neste momento talvez você esteja se perguntando: então como faço para passar da rejeição e do ódio ao amor incondicional? Evidentemente, não temos a varinha de condão para conseguir isso da noite para o dia, mas o primeiro passo para avançar é ir subindo os degraus e começar a escutar mais o seu corpo. A partir de agora, tome o tempo necessário — talvez semanas ou meses — para "conquistar a coroa e subir ao pódio". O importante agora é que você possa desfrutar desse processo rumo ao elo máximo passo a passo. Portanto, o tempo que você pode demorar para galgar sua própria escada fica em segundo plano. O importante é não se bloquear e ir subindo, ou seja, começar a atuar e avançar.

Para que você possa avançar, repita para si mesma estas autoafirmações positivas todas as vezes que precisar. Quanto mais você as repetir, mais relaxada se sentirá, mais se aceitará e poderá se mover em direção à mudança. Quanto mais se aceitar, mais fácil será para você nutrir-se saudavelmente e de forma compassiva.

- "Meu corpo é perfeito nestes momentos de minha vida."
- "Nutro e respeito meu corpo todos os dias e meu corpo toma a forma que necessita."
- "Meu corpo vai se desfazer de tudo aquilo que não precisa quando eu compreender as mensagens que ele me transmite."

Se você quer mudar seu estilo de alimentação e se desfazer do sobrepeso emocional de forma duradoura, terá que mudar alguma coisa em sua vida. Vamos lhe deixar aqui algumas das chaves para consegui-lo:

- Dedique-se a atividades que a apaixonem.
- Sinta-se feliz. Assim o tempo passará voando para você e pode ser até que se esqueça de comer compulsivamente ou de sentir ansiedade e beliscar.
- Tome distância e se desprenda das pessoas tóxicas que a rodeiam (já que minam totalmente nossa confiança e nos causam muito estresse).
- Dê em si mesma uma injeção de vitamina R (de respeito), o que significa deixar de se criticar, rejeitar-se e abusar verbal e/ou mentalmente de si mesma.
- Incorpore mais doses de prazer em sua vida.
- Proponha-se a viver sem estar sempre com tanta pressa.
- Dê a si mesma o tempo que merece para descansar e recarregar as pilhas.
- Aprenda a desfrutar desses pequenos "grandes momentos".

À medida que vai incorporando essas chaves, pouco a pouco você vai compreender como se reconciliar com seu corpo e, finalmente, consigo mesma. Entrará num estado de relaxamento em que começará a deixar de armazenar gordura. Quanto mais você se perdoar, mas vai conseguir perder peso! Não é mágica, é realidade. E você comprovará isso por si mesma ao longo desta viagem de aprendizagem em que está imersa com este livro.

SEGREDOS PARA ATIVAR A MUDANÇA DE CHIP (EXERCÍCIO PRÁTICO)

Compartilharemos com você algumas técnicas muito poderosas que lhe darão o foco que a ajudará a fazer esse clique mental.

Técnica da parada de pensamento

Você vai deixar de pensar no "que a emagrece" ou no "que a engorda". Cada vez que um pensamento ou uma crença limitante e negativa for disparado em você, anote-o num bloquinho. Ao derramar sobre o papel tudo o que sua mente lhe sussurra, você poderá dizer "basta" para esse pensamento.

É possível mudar os resultados físicos sempre, se mudarmos primeiro nossas crenças, emoções e a forma como vemos a vida

Esse exercício lhe mostrará claramente a quantidade ilimitada de pensamentos que geramos durante o dia e que são crenças irreais e sem base empírica. Apoiam-se em opiniões distorcidas e, portanto, não provêm de uma fonte confiável.

Estes são alguns exemplos de **pensamentos negativos** que podem lhe servir de guia e com os quais você poderá se sentir identificada:

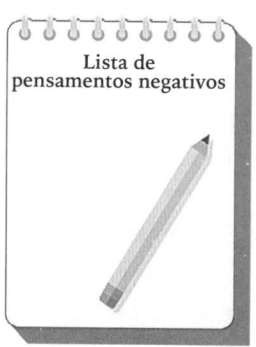
Lista de pensamentos negativos

- "Não gosto do vejo quando me olho no espelho."
- "Estou constantemente de dieta e não consigo perder peso."
- "Comparo-me o tempo todo com outros corpos e os acho perfeitos."
- "Se eu perdesse esses quilos a mais, minha vida seria mais feliz."

E você, que pensamentos limitantes tem? Nós a estimulamos a anotá-los, porque assim verá como fluem essas crenças que a estão deixando estagnada emocionalmente.

Frases para você se reprogramar e fazer uma mudança de chip

Repita a cada dia como um mantra, e todas as vezes que quiser, as seguintes frases:

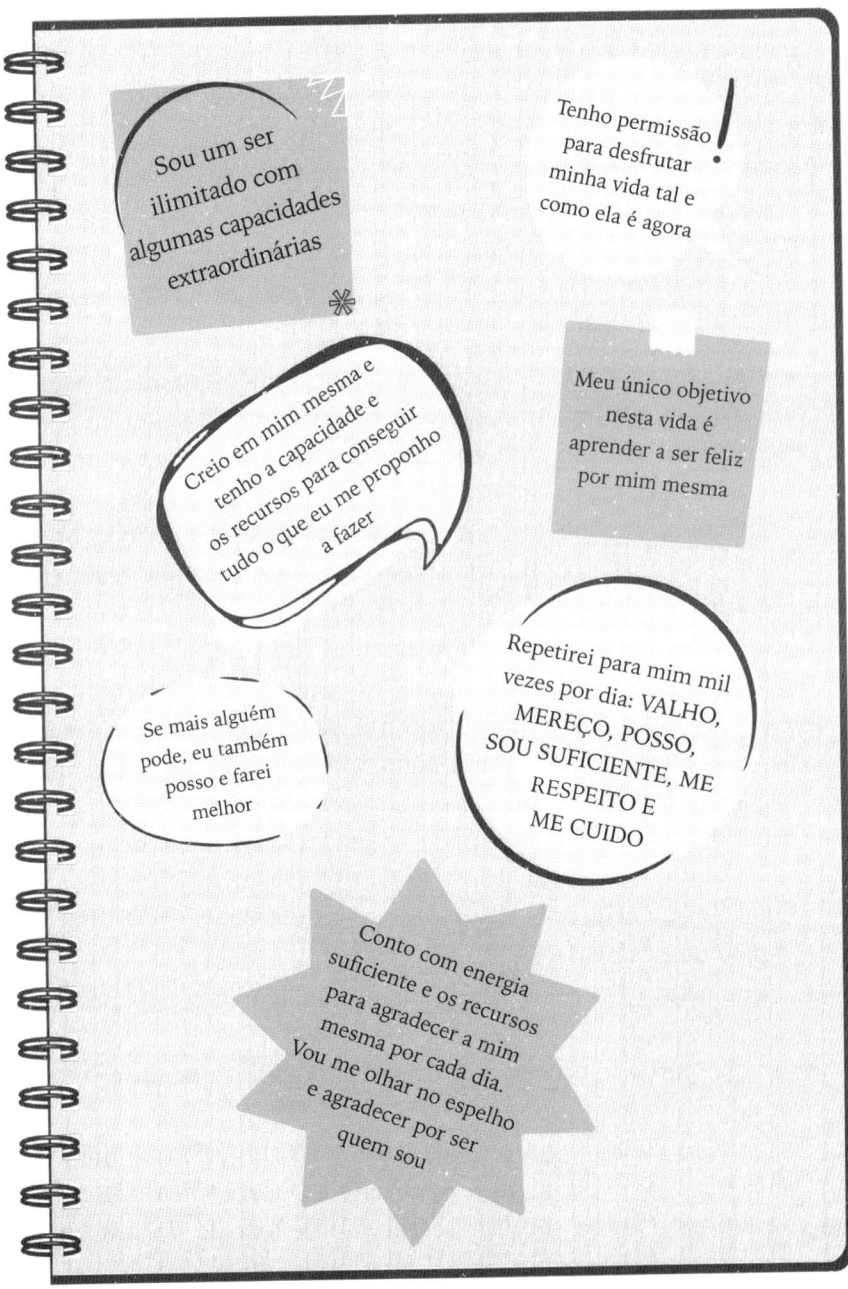

A mudança de mentalidade passa por começar a trabalhar a aceitação de seu próprio corpo; não é fácil, com certeza. Trata-se de deixar de lutar e investir mais tempo em tudo aquilo que você experimentou durante anos, que não funcionou ou que não lhe proporcionou um resultado saudável ou duradouro.

Agora seu objetivo é conseguir sentir-se em paz consigo mesma e isso significa nada mais nada menos do que começar a fortalecer sua autoestima (ginástica de dentro para fora).

Quando você começa a se aceitar de verdade, larga totalmente a necessidade de perder peso, e largar essa necessidade equivale a começar a perder peso automaticamente.

Escutar seu corpo = sair da sombra

A sombra é aquela parte de nossa consciência que permanece oculta. Os sintomas nos levam a reconhecer essa parte que não queremos ver. O desequilíbrio em que nos encontramos se manifestará reiteradamente até que prestemos atenção nele.

É importante reconhecer o momento que vivemos quando nosso corpo fala: escutando-o, podemos identificar aquilo de que realmente necessitamos.

Frida Kahlo, por exemplo, criou as obras mais importantes de sua carreira quando os sintomas de sua doença se manifestaram com maior intensidade. Sua maternidade frustrada, sua deficiência e sua relação com Diego Rivera foram alguns de seus desafios. Em meio ao caos, sua criatividade brilhou e a sombra viu a luz. Para escutar o mensageiro (ou sintoma) você pode se fazer as seguintes indagações:

- Qual é a sua origem?
- Qual é o seu objetivo?
- O que estava fazendo quando o sintoma apareceu pela primeira vez?
- Em que parte do processo de minha vida eu me encontro?

O objetivo do mensageiro é que você corrija aquilo que lhe falta e impede seu desenvolvimento. Aproveite a oportunidade de entrar em contato com a sua sombra nesses momentos de dor ou quando outro sintoma se manifestar. É uma oportunidade para você se conhecer e aprender. Escute-o, não se feche em sua carapaça como uma tartaruga. Escutando seu corpo você pode aprender grandes coisas sobre si mesma

Para escutar seu corpo, você pode começar a escutar a si mesma e detectar que emoções a estão invadindo: se você sente ansiedade por comer e precisa se saciar urgentemente com comida, pare alguns segundos, respire profundamente, escute essa ansiedade e pergunte-se:

- Sinto-me triste?
- Sinto-me vazia e penso que nada me satisfaz?
- Não me sinto suficiente?
- Faço as coisas pelos outros para buscar sua aprovação?
- Sinto que falta compreensão e afeto em minha vida?
- Calo as coisas e não as expresso por medo de rejeição?
- Como me sinto neste instante e como me sentirei depois de ter comido?

Anote em seu caderno o que seu corpo está expressando. Separe um espaço de tempo para fazer isso com tranquilidade e sem pressa.

Saia do dia da marmota

Comece a se dar mais permissões para ser feliz e para desfrutar:

- **Aproveite atividades que a façam sentir prazer,** que alegrem seu dia, que recarreguem suas pilhas.
- **Conceda tempo para si mesma:** você pode fazer uma massagem, ir ao cinema, ler um bom livro, curtir com seus amigos e sua família, tomar um bom banho com velas e música de fundo... Quanto mais você desfrutar e investir em si mesma, menos vai depender da comida.
- **Encontre sua paixão e abra a caixa das alternativas:** faça uma lista com seus principais interesses e procure aqueles que estão conectados. Saia e experimente. Converta sua paixão num propósito.

E agora vêm as perguntas bombástica: o que você faria HOJE se soubesse que vai morrer amanhã? O que você verdadeiramente gostaria de fazer pela última vez?

Sabemos que é muito complicado (e triste) colocar-se numa situação assim, mas às vezes temos que nos fazer perguntas extremas e dolorosas para alcançar a verdade. A maioria de nós vive com se fosse imortal, como se tivesse todo o tempo do mundo para fazer o que nos agrada. Mas a realidade não é essa. Quando entendemos que um dia ou outro podemos morrer damos mais valor ao nosso melhor recurso: **o tempo**.

Quando você se dá conta de que há um tempo limitado para viver, a mente se desanuvia e a estimula a pensar bem no que quer fazer com seu tempo e sua vida.

EXERCÍCIOS PRÁTICOS PARA UMA ALIMENTAÇÃO CONSCIENTE

Antes de adentrarmos no maravilhoso e complicado mundo da alimentação, queremos lhe perguntar uma coisa, e pense um momento antes de responder: você é das de nham nham ou das de glu glu? Isso é, come de forma consciente ou de forma automática?

Sem dúvida, se você está vendo um filme de suspense a atenção que põe nele é plena e você se atreve a descobrir seu final, não?

Em contrapartida, quanto mais praticamos a alimentação inconsciente, mais parece que não há tempo a perder e muito menos com algo tão banal como a comida.

Nós nos esquecemos dela por completo e engolimos a primeira coisa que temos à mão: barrinhas, lanchinhos de máquinas, *fast-food*...

Algo que nos tire a fome e nos entretenha, porque temos muitíssimas coisas para fazer e sentimos que comer é uma perda de tempo.

Mas acreditar nisso é um erro. Comer de forma inconsciente é prejudicial tanto para nossa saúde física quanto para a nossa saúde mental.

Quando falamos de nutrição, alimentação saudável e dietas, só nos concentramos na parte física, isto é, as calorias que consumimos, mas nos esquecemos da parte emocional, psicológica. Preocupamo-nos com a balança e em seguir o cardápio que nos indicaram, o que nos provoca estresse e frustração e dá lugar a empanzinamentos, uma forma péssima de comer! Por isso, a primeira coisa que devemos fazer é nos educar para comer de forma consciente. Depois, à medida que avançarmos, descobriremos esses alimentos que tanto nos beneficiam e chegaremos de forma automática a pensar que uma salada não emagrece e uma pizza não engorda e que o verdadeiramente importante são nossos hábitos diários, que sempre começam por nossos pensamentos.

Onde estamos?

Comemos por motivos muito diferentes da fome: porque estamos entediadas, distraídas ou nervosas, porque temos comida na nossa frente e ela parece atraente... comemos inclusive estando conscientes de que não estamos com fome, por gula, ou simplesmente porque a comida está muito boa.

Ao comer assim, você acaba ingerindo muito mais do que seu corpo necessita. Por outro lado, comer de forma consciente a ajudará a reconhecer os sinais de fome e de saciedade que seu corpo envia e a se alimentar conforme esses sinais.

A partir de agora, comece a pensar não só no que você come, mas em como o faz. Você não tem que fazer cinco refeições por dia se quer emagrecer, nem três, nem fazer um café da manhã reforçado porque é a refeição mais importante do dia; de fato, **todas o são**. Mude o chip e pratique alguns exercícios que a ajudarão a criar esse hábito. Há um dito popular que diz que são necessários 21 dias para estabelecer um hábito; talvez você precise de um pouco mais, mas com paciência e constância o benefício que obterá será muito maior do que seu esforço.

Vamos praticar?

É tão simples como aplicar as seguintes regras. É possível que no início elas lhe pareçam um pouco difíceis, mas, se você começar a praticar agora, obterá grandes resultados.

1. **Faça a si mesma a grande pergunta**. A primeira pergunta que deve fazer para si mesma é **se tem fome real ou é ansiedade**, está entediada ou lhe deu na veneta. Não se preocupe se ainda não sabe, porque acabamos de começar e apenas um passo não nos leva aonde queremos chegar, embora nos tire de onde não queremos estar.
2. **A hora de comer é a hora de comer:** você deve agir assim. É fundamental que a hora de comer não seja a hora de adiantar o trabalho, consultar o celular ou saber o que aconteceu no mundo vendo os noticiários.

Devemos nos concentrar no que estamos comendo, nas sensações que nos proporcionam os alimentos que temos à nossa frente.
3. **Mesa de convidados**: prepare o momento da comida como se fosse convidar alguém para comer. Comer num ambiente bonito aumentará sua sensação de bem-estar.
4. **Comer devagar**: é importantíssimo mastigar, saborear e comer devagar. Temos tanta pressa que não podemos dedicar vinte minutos para comer? Deixe de lado as redes sociais e outras distrações, como o celular. Mastigue bem, saboreie a comida, descanse entre uma porção e outra. Comer deve ser um prazer e os prazeres devem ser desfrutados lentamente. **Pense nisso.**
5. **Praticar, praticar e praticar** é fundamental para ter boa saúde e a saúde é primordial, sem ela não podemos desfrutar de muitas outras coisas. Comer de forma consciente ajudará seu corpo e sua mente a relaxar e a desfrutar do momento, porque **a vida é feita simplesmente de momentos. Atrase o café da manhã até realmente sentir fome, tome um chá e espere**. Verá que tomar o café da manhã ao se levantar se converteu num hábito, num costume, mas talvez não seja fome.
6. **Durante o dia**, antes de comer qualquer coisa, **beba água**. Nosso corpo não tem uma falha, nosso corpo é perfeito, mas o sinal do apetite e o da sede provêm do hipotálamo e por isso às vezes confundimos a fome com a sede. Lembre-se de que a maior parte de nosso corpo é água.
7. **A hora de comer não é sempre a mesma**: coma quando estiver sentindo fome de verdade.

Se você praticar esses hábitos simples, conseguirá controlar sua sensação de fome, reduzirá calorias e seu estômago se sentirá menos inchado.

Quando comemos...

Uma parte fundamental do comer consciente é aprender a reconhecer os sinais de saciedade.

Esse é um dos pontos em que teremos mais dificuldades, porque quando gostamos de alguma coisa podemos não parar de comer até nos sentirmos cheias.

O sinal de saciedade chega à mente vinte minutos depois que se começa a comer, daí a importância de comer devagar. Se você come prestando atenção aos sinais de seu corpo, não só comerá menos, mas apreciará melhor a comida, suas digestões serão muito mais cômodas e, em consequência, se sentirá mais leve e com muitíssima energia.

Aqui está um exercício prático para aprender a detectar a **saciedade**.

OS JOGOS DA FOME-SACIEDADE

A linha temporal de "como você deveria se sentir"

Hoje, concentre-se em como você se sente antes, durante e depois de comer. Pontue sua fome física numa escala de 1 (sem fome) a 10 (se não comer, vou morrer). Quando você se sentir de verdade fisicamente com fome, coma. Coma devagar e pare quando estiver 80% saciada. Ajuste o tamanho e a frequência de suas refeições aos sinais de seu corpo.

> **Logo antes de comer:** está sentindo fome física? Pare e escute-se. Procure sinais como ronco do estômago, leve náusea, irritabilidade etc. Você tem de estar acima de 7 na escala de 10 pontos da fome.
>
> **Logo depois de comer:** para ficar 80% saciada, coma até estar em 2 ou 3 na escala da fome. Pare durante 15-20 minutos antes de comer mais. Isso dará tempo a seu cérebro para captar os sinais de saciedade. Lembre-se de que você quer se sentir saciada, não cheia.
>
> **Uma hora depois de terminar:** você deveria se sentir fisicamente saciada e sem desejo de comer outra comida.
>
> **Duas horas depois de terminar:** é possível que você comece a sentir um pouco de fome, como se pudesse comer alguma coisa, mas a sensação não é irresistível.
>
> **De três a quatro horas depois:** escute-se. É possível que esteja com um pouco de fome, talvez 4 ou 6 na escala de 10 pontos.

Se estiver com cerca de 7, coma. Ainda não se sente realmente com fome? De acordo. Escute as sensações em seu corpo.

Quatro ou mais horas depois: provavelmente você está com fome. Seu instinto de sobrevivência a arrasta para a cozinha mais do que o normal. Se está por volta de 7 ou mais, coma. Ainda não se sente realmente com fome? Certo. Continue escutando-se. Pode ser que você descubra que tem de agir rapidamente quando seu corpo lhe pedir comida — por isso tenha à mão uma opção rápida e saudável, caso isso ocorra.

Quanta fome tenho?

Esta folha de trabalho vai ajudá-la a adquirir o hábito de perceber quanta fome você tem fisicamente. Procure pistas como:

- Roncos ou sensação de estômago vazio (quanto mais você observar seus sinais de fome física e as diferenças do "quero comer", melhor você se tornará no jogo).
- Leve tontura; dor de cabeça.
- Irritabilidade, tremores.

Objetivos

1. Tenha consciência de seus sinais físicos de fome e aprenda a calibrá-los com suas refeições.
2. Comece quando estiver em torno de 7 ou mais.
3. Pare de comer quando estiver ao redor de 2 ou 3 (80% saciada).
4. Identifique seus pensamentos, emoções e sensações físicas perto das horas de comer.
5. Procure distinguir "preciso de comer" de "quero comer" ou "deveria comer".

Como usar esta folha de trabalho

1. Marque dois números para cada refeição: **quanta fome sente quando *começa* a comer e quanta fome sente quando *termina* de comer.**

2. Observe e anote suas sensações físicas e emocionais em cada refeição. **Para as sensações físicas, concentre-se em como se sente seu estômago em particular.**

Exemplo:

Data	Hora	Comeria um boi					Não poderia tomar nem um copinho d'água			
26 de janeiro	12h	10	9	8	7	6	5	4	3	2	1
		NOTAS: morrendo de fome ao começar... saltei o café da manhã. Comi demais. Sinto-me cheia demais agora; estômago pesado.								
	17h	10	9	8	7	6	5	4	3	2	1
		NOTAS: não parei a tempo; sinto-me cansada e inchada.								
	21h	10	9	8	7	6	5	4	3	2	1
		NOTAS: sinto-me bem. Fui à loja e comprei umas framboesas bem gostosas. Comi até me sentir 80% saciada.								

1. Marque dois números para cada refeição: **quanta fome sente quando** *começa* **a comer e quanta fome sente quando** *termina* **de comer.**
   1 = Não poderia tomar nem um copinho d'água; 10 = Comeria um boi. Sua meta é começar a comer quando estiver ao redor de 7-8, e terminar próximo de 2-3 (80% saciada).
2. Observe e anote suas sensações físicas e emocionais em cada refeição. **Para as sensações físicas, concentre-se em como se sente o seu estômago em particular.** Sinta-se livre também para escrever qualquer outro pensamento ou observação sobre o que a ajuda ou atrapalha a comer devagar e frear quando está 80% saciada.

Data	Hora	Comeria um boi					Não poderia tomar nem um copinho d'água				
		10	9	8	7	6	5	4	3	2	1
		NOTAS:									
		10	9	8	7	6	5	4	3	2	1
		NOTAS:									
		10	9	8	7	6	5	4	3	2	1
		NOTAS:									
		10	9	8	7	6	5	4	3	2	1
		NOTAS:									
		10	9	8	7	6	5	4	3	2	1
		NOTAS:									
		10	9	8	7	6	5	4	3	2	1
		NOTAS:									
		10	9	8	7	6	5	4	3	2	1
		NOTAS:									
		10	9	8	7	6	5	4	3	2	1
		NOTAS:									

2. A arte de nutrir nosso corpo: psicologia da alimentação

O QUE É PSICOLOGIA DA ALIMENTAÇÃO?

Nossa saúde é tudo, o problema é que não a valorizamos até que a perdemos. Uma parte integral de nossa boa saúde implica ter uma relação harmônica com nosso corpo e com nossa alimentação.

De fato, atrevemo-nos a dizer que a única forma de ter uma mudança duradoura em nosso metabolismo começa por amarmos nosso corpo.

São muitos os especialistas que apoiam aquelas mulheres/homens que sofrem de algum distúrbio clínico como anorexia ou bulimia. Mas o que acontece com os outros 95% da população que não sofrem desses distúrbios, mas têm uma relação oscilante e complicada com a comida e com seu corpo?

> Não se trata de comer de uma maneira perfeita. Trata-se de tomar as melhores decisões

O que acontece com aqueles que não conseguem perder peso e estão procurando controlar seu apetite o tempo todo? O que acontece com as pessoas que vivem com sentimento de culpa, que não gostam de si mesmas quando se olham no espelho e que não sabem o que fazer para mudar sua situação?

Considere as seguintes estatísticas:

- 95% das pessoas, depois de uma dieta para perder peso, sofrem o efeito rebote no ano em que a deixaram.
- O "corpo perfeito" que muitas mulheres e homens desejam ter está entre 13% e 19% abaixo de seu corpo real saudável.

- O "peso ideal" a que muitas pessoas aspiram é realmente inalcançável e, além disso, causa sentimentos de depressão, baixa autoestima e impotência.
- 89% das mulheres (segundo um estudo realizado com um total de 3.452) querem ficar mais magras e perder peso.
- Seguir dietas e lutar interminavelmente para emagrecer se converteu numa norma social (as pessoas acreditam que isso é normal).
- 80% dos meninos e meninas de dez anos têm medo de ser gordos.
- Fazer dietas é uma prática comum entre as adolescentes.
- As adolescentes que têm hábitos extremos para perder peso (dietas, comprimidos, laxantes ou vômitos) comem consideravelmente menos frutas e verduras do que as que não fazem dieta.
- As mulheres que tendem a ter uma imagem negativa de seu corpo desenvolvem sentimentos de *desconforto* e baixa autoestima.

Devido ao fato de que a maioria das imagens que vemos todos os dias nos meios de comunicação é manipulada para criar corpos completamente falsos, não nos deve surpreender que cada vez mais e mais pessoas estejam recorrendo às cirurgias estéticas para obter o corpo que a mídia nos apresenta. E, uma vez que a criação dessas imagens é, para começar, artificial, ninguém pode conseguir esse corpo de uma forma natural ou saudável. É esse o mundo em que queremos viver? É essa a sociedade em que queremos que nossos filhos cresçam?

Não está cansada de que uma imagem corporal irreal domine sua vida? É hora de deixar de procurar a nova dieta ou o método milagroso para perder peso. Se isso existisse, todos teríamos acesso e o peso não nos causaria tanta insatisfação e infelicidade.

Chegou o momento de fazer as coisas de uma forma completamente diferente. Se você tentou tudo e ainda sente que não consegue chegar a seus objetivos, considere que, para mudar seu corpo, primeiro tem que mudar sua **mente**.

Encontramos as respostas para todas essas perguntas na **psicologia da alimentação**, um novo paradigma que está na vanguarda da saúde emocional e nutricional.

Antes de adentrarmos no assunto, primeiro vamos compartilhar com você a experiência de uma paciente que descreve as crenças, emoções e comportamentos que viveu durante anos. Talvez o relato dela evoque suas próprias experiências e você se sinta identificada com ela:

> Durante anos vivi com a crença tóxica de que meu corpo era inaceitável tal e como era. Na adolescência iniciei meu trajeto de ansiedade, comilanças, efeito rebote, frustração e depressão, que durou muito tempo. Durante todos esses anos atribuí meu fracasso em emagrecer à minha falta de força de vontade e à crença de que simplesmente não tinha encontrado a dieta ou o comprimido perfeito. Tentei praticamente tudo: dietas, exercício intenso, contagem de calorias e porções, tomar comprimidos naturais e não naturais, acupuntura, homeopatia, massagens redutoras, lipoaspirações e não sei quantas outras técnicas caras e ineficazes.
>
> Admito: fui uma *dietaholic* e uma comedora compulsiva e, sob muitos aspectos, foram anos de muita insatisfação, frustração, autorrejeição e autoabuso. Costumava me levantar de manhã sabendo que lutaria com meus vestidos para encontrar algo em que me sentisse confortável. Em geral procurava me vestir com saias ou vestidos para não me sentir apertada.
>
> Parte de minha desilusão se devia a não compreender por que — por mais esforço que fizesse para perder peso e me tonificar — gerava mais ansiedade, mais compulsão, mais depressão e, curiosamente, MAIS PESO. Por quê? O que eu estava fazendo errado?

A lição mais importante que essa pessoa teve que aprender foi que, se queria se livrar do peso, algo tinha que mudar em sua vida. E ela o conseguiu.

O que acreditamos, o que pensamos e o que sentimos é tão ou mais importante do que o que comemos, essa é a base da psicologia da alimentação.

A psiconutrição ou a psicologia da alimentação é a ciência que estuda nossa relação com a comida. Para poder explicar e abordar tal relação, a psicologia da alimentação leva em conta nossas emoções e nossas condutas, assim como nosso contexto social e nossas relações.

Essa vertente psicológica busca dar resposta não apenas para os transtornos da alimentação (anorexia, bulimia, vigorexia...), mas também para aquelas dificuldades que são difíceis de diagnosticar, mas que nem por isso são menos importantes ou geram menos mal-estar, como a ansiedade pela comida, a rejeição do corpo, as dietas crônicas e outras dificuldades relacionadas com a comida e com o nosso corpo.

Esse novo enfoque transversal propõe que a comida pode ser vista como um barômetro de nossa intimidade emocional, isto é, que a maneira como comemos é uma amostra de como nos amamos.

Graças às ferramentas que essa disciplina nos oferece, podemos tomar consciência de nossas crenças sobre comida e sobre nosso corpo. Utilizando isso como um ponto de partida, ela nos convida a construir novas formas de relacionamento com nós mesmas para melhorar a maneira que comemos.

Você se perguntou alguma vez como suas emoções influem na hora de comer?

Depois de um dia de trabalho complicado, você come de maneira compulsiva?

Abre a geladeira cada vez que está entediada?

Quando tem um conflito, come depressa, sem consciência e com ansiedade?

Quanta vezes, ao sentir preocupações ou medo, você come para se aliviar?

É bastante comum que às vezes nos refugiemos na comida para que ela nos ajude a acalmar as emoções negativas que experimentamos. Mas quando essa é a nossa única estratégia e, portanto, se converte num hábito disfuncional, o risco pode ser demasiado alto. Depender totalmente da comida para preencher vazios ou evitar sentir "emoções desagradáveis" pode se virar contra nós.

Quando falamos de saciar a fome emocional nos referimos a uma conduta contraproducente cujo motor são as emoções e as crenças disfuncionais que nos impulsionam a "cair no dia da marmota", um círculo vicioso cuja saída não vemos.

A comida passa a ser um reforço a curto prazo com o fim de deixar de "sentir" (dor, sofrimento, estresse, angústia, medos, tédio, depressão, vazios etc.).

A **psicologia da alimentação** nos ensina que:

- **Há muitos fatores** não calóricos (que não têm nada a ver com o que você come) que afetam seu metabolismo e sua capacidade de queimar calorias.

- Para conseguir uma boa saúde, **a nutrição envolve apenas 50%** da história. Os outros 50% dependem de que tipo de comedora você é.
- Suas emoções, pensamentos e crenças têm um impacto direto sobre a maneira como você assimila, digere e queima calorias.
- Você pode ter o plano de alimentação mais saudável do mundo, mas, se não se encontra num estado de ânimo ótimo de relaxamento, não receberá a contribuição completa dos nutrientes que come, e será **muito difícil** perder peso de maneira sustentável.

Alguma vez lhe aconteceu de ter aumentado de peso inexplicavelmente apesar de não ter mudado seus hábitos de alimentação?

Aconteceu-lhe de, por mais que se cuide e faça exercício, a balança não se move um grama?

Permita que lhe digamos que não é por sua culpa: não é que lhe falte força de vontade ou que esteja acontecendo algo com a sua dieta. Lembre-se de que se as dietas dessem bons resultados já teriam funcionado há muito tempo para todas nós.

Um dos fatores mais importantes que afetam nossa capacidade termogênica (a capacidade de queimar gorduras e calorias) **se deve ao modo como nossos pensamentos e emoções ativam nosso sistema nervoso simpático e ao modo como este pode programar nosso corpo para armazenar gordura.**

Claramente, as dietas, os comprimidos e os demais métodos que nos ensinaram para perder peso não funcionam; tal como comer menos, contar calorias ou fazer mais exercício, eles não resolvem os problemas de saúde e a obesidade que enfrentamos.

A **psicologia da alimentação** fornece estratégias e ferramentas inovadoras para perder peso mediante as seguintes técnicas: terapias psicológicas, programação psicolinguística, técnicas de visualização e meditação, *coaching*, biodescodificação, *mindful eating*, *intuitive eating*, terapia neuronutricional, terapia cognitivo-comportamental, psicoterapia dos transtornos alimentares, semiologia da vida cotidiana, *trauma-informed therapy*, EMDR etc. Ao longo deste livro, revelaremos uma nova forma para você se tratar enquanto come, substituindo a exigência e a autocrítica pelo autocuidado, a compaixão e o amor incondicional a si mesma.

Com essa nova perspectiva, você aprenderá a não desperdiçar o tempo e a energia rejeitando-se e criticando-se, a deixar de pensar constantemente na comida e de se castigar quando come alimentos que podem engordar, a não sentir medo de ganhar quilos, a não se sentir culpada pelo que come, a não se castigar quando ignora os objetivos propostos e a "eliminar" de uma vez por todas a balança de sua vida. Um número não pode condicioná-la nem afetar sua autoestima; simplesmente, você aprenderá a lê-lo como o que é, um simples número suscetível a muitas mudanças e variáveis e que pode oscilar entre um e quatro quilos por dia.

Evidentemente, existem fatores muito importantes, como: a qualidade dos alimentos que ingerimos, que nosso corpo esteja desintoxicado, que tenhamos uma boa digestão e que estejamos desinflamadas. Mas esquecemos algo extremamente vital em nossa vida, que é a parte mental e emocional.

Claramente nos falta alguma coisa. Nunca antes tínhamos tido acesso a tanta informação e tecnologia, e, no entanto, estamos experimentando uma das piores crises de obesidade e de doenças crônicas da história da humanidade.

Temos que começar a nos amar no processo de nos nutrirmos adequadamente para estar em nosso peso saudável e aprender a ser compassivas com nosso corpo e com nosso metabolismo.

Tendemos a ter a falsa crença de que finalmente seremos felizes quando tivermos "o corpo e o peso perfeitos". Cremos que, nesse momento, nossa autoestima se magicamente e nossa vida mudará para sempre, adquirindo mais confiança, amor, admiração, segurança, liberdade, saúde e bem-estar.

Não poderíamos estar mais equivocadas! Essa é uma simples desculpa que damos para continuar sendo as vítimas do universo e de suas circunstâncias, e não nos fazermos responsáveis pelas nossas vidas e pela nossa felicidade.

É hora de entender nossos desafios com o corpo, o peso e a comida a partir de uma perspectiva nova, eficaz e integral.

É o momento de você se perguntar: de que sua vida tem fome? **Sua vida tem fome de emoções e sentimentos positivos: e uma forma de conseguir isso é saber alimentar-se.**

QUAIS ALIMENTOS TEMOS A NOSSO ALCANCE?

A alimentação em nossos dias supõe um grande paradoxo: há mais controles, mas é menos saudável. Hoje em dia não temos de nos preocupar com a segurança de beber água da torneira ou com a possibilidade de passar o dia no banheiro depois de comer fora de casa. Avançamos, fomos capazes de projetar sistemas de segurança que permitiram reduzir os riscos alimentares praticamente a zero. Mas ocorre o paradoxo de que, embora tenhamos à nossa disposição os alimentos mais seguros de toda a nossa história, comemos pior do que nunca.

Há alguns anos, a segurança alimentar era um bem escasso, os controles não eram tão rigorosos e a comida cultivada em casa, sem vigilância sanitária, sem controles veterinários ou outros meios, podia pôr nossa saúde em risco quase diariamente.

Em vez disso, hoje numerosos profissionais velam por nossa segurança na hora de comer e se asseguram de que cada alimento que chega à nossa mesa seja completamente seguro, cumpra os controles e não possa nos adoecer.

E, não obstante, cada vez comemos pior, no mínimo de maneira muito menos saudável. O consumo excessivo de *fast-food* e alimentos ultraprocessados nos levou a uma sociedade em que temos cada vez mais crianças e adultos obesos ou com riscos de sofrer doenças associadas a uma má alimentação.

> Nossa vida tem fome de sentimentos positivos: e uma forma de consegui-los é saber nos alimentar

Comida muito segura, mas pouco saudável

Segurança num alimento significa que esteja livre de contaminação por bactérias, vírus, parasitas, substâncias químicas ou agentes físicos externos. Isto é, trata-se de alimentos que podemos consumir sem temor de sofrer nenhum tipo de intoxicação ou perigo.

Um alimento contaminado é aquele que contém micro-organismos (bactérias, vírus, parasitas, fungos...), substâncias estranhas (terra, pelos...) ou tóxicos (detergentes, inseticidas, metais como mercúrio ou chumbo).

A ferramenta mais utilizada para controlar a segurança dos alimentos que chegam ao mercado foi criada para a NASA. Uma vez que a NASA não podia permitir de maneira alguma que a missão Apolo malograsse por algum tipo de intoxicação alimentar, ela elaborou um sistema para garantir que seus astronautas dispusessem de alimentos completamente seguros. Assim, inventaram o sistema de análise de perigos e postos de controle crítico (APPCC), que permite identificar perigos específicos e medidas para seu controle em cada passo do processo.

Mais tarde, esse sistema foi implantado na indústria alimentar para analisar os alimentos em todas as suas fases, desde que são matéria-prima até que cheguem ao mercado. Na Espanha e em muitos outros países é obrigatório que as empresas o tenham.

Agora já sabemos que nossa comida é mais segura que nunca e, portanto, corremos menos risco que nunca de contrair uma doença ou nos intoxicarmos por sua culpa. Entretanto, afirmamos que não comemos de maneira saudável. Então qual é a diferença entre **seguro** e **saudável**?

Se você tem uma maçã com todas as suas vitaminas, minerais e antioxidantes — mas contaminada por uma bactéria *E. Coli* —, ainda que ela seja muito saudável pelo que lhe proporciona no nível nutricional, não é segura porque está contaminada.

O mesmo ocorre em sentido contrário. Um *croissant* de chocolate pode ser perfeitamente seguro em sentido estrito: embora não esteja contaminado e tenha passado por todos os controles de segurança sem problemas, todas sabemos que não é saudável, e sim um alimento ultraprocessado repleto de açúcares refinados e de gordura de má qualidade.

O ideal seria que comêssemos de forma saudável e segura. Não obstante, estamos comendo pior do que nunca, pois o consumo de alimentos não saudáveis não faz mais que aumentar, enquanto o de alimentos saudáveis diminui.

Além disso, a diabetes, os infartos, as doenças cardiovasculares, as doenças respiratórias e as doenças autoimunes — doenças ligadas a nosso estilo de vida — são a principal causa de morte no mundo atualmente.

Fomos projetados para desfrutar de um perfeito estado de saúde. No entanto, a má nutrição por falta ou por excesso pode alterar esse equilíbrio.

A maioria de nós se alimenta principalmente de produtos ultraprocessados derivados dos cereais e da carne. Deixamos pouquíssimo espaço para as frutas e as verduras. Nosso verdadeiro problema é o aumento de doenças crônicas como o sobrepeso e a obesidade, cuja aparição está relacionada com o consumo desses alimentos de fácil acesso, com sabores intensos, que fornecem muitas calorias e pouquíssimos nutrientes.

Muitos estudos o demonstram: a alimentação é um pilar fundamental na prevenção de doenças. Devemos ter presente que comer alimentos saudáveis a maior parte do tempo é a chave para um funcionamento correto de nosso sistema imune e a forma de ganhar uma maior resistência frente a doenças como a Covid-19.

Cuidado com os nutrientes acrescentados!

No supermercado nos deparamos com uma infinidade de produtos etiquetados como **"saudáveis"** — projetados com uma cuidadosa estratégia de marketing — que só conseguem fazer com que tomemos as piores decisões alimentares. Um exemplo são os biscoitos enriquecidos com vitaminas e minerais. Por mais vitaminas e minerais que se acrescente a um produto insalubre, isso não o converte numa boa escolha alimentar. **Tenha cuidado!**

A melhor coisa que você pode fazer por sua saúde e pelo seu peso é comer mais alimentos naturais que lhe forneçam nutrientes: frutas, verduras, grãos, legumes, frutas secas e sementes. Por quê? Porque a comida de verdade não necessita de selo de qualidade.

EXERCÍCIO PRÁTICO 1: A LISTA DE SUA DESPENSA

Sua despensa saudável, ao contrário, começa **aqui e agora**.

Somos animais de costumes. Se queremos que a mudança seja para sempre, temos que conseguir mudar esses costumes adquiridos durante anos por hábitos novos.

Preparemos a lista de sua despensa. Examine a cozinha e conte cada alimento que tem nela. Classifique-os em três grupos: alimentos naturais, alimentos processados saudáveis e alimentos processados não saudáveis.

Não retire a comida pouco saudável, termine-a e comece a comprar alternativas mais sadias. Não se faz a mudança da noite para o dia.

Além disso, o que começa rápido tem muitas probabilidades de acabar na mesma rapidez:

Alimentos naturais	Processados saudáveis	Processados insalubres

EXERCÍCIO PRÁTICO 2: TESTE DO GRAU DE TOXICIDADE NO ORGANISMO

Com este teste, você descobrirá os efeitos que esses alimentos têm em você, será consciente do que a comida lhe faz.

Teste. Meça seu grau de toxicidade

Quer conhecer qual é o grau de toxicidade em seu organismo e o que as coisas que têm na sua cozinha estão fazendo por você?

Responda às seguintes perguntas, vá somando os pontos e mais adiante leia o resultado. Os sintomas mencionados nas questões devem ter ocorrido nos últimos meses.

Primeira parte: nunca = 0   às vezes = 1   com frequência = 2

1. Você se sente irritável ou nervosa?
2. Sofre mudanças de humor ou crises de choro?
3. Tem ansiedade ou medo injustificado?
4. Experimenta perdas de memória ou dificuldades de concentração?
5. Sofre dores de cabeça?
6. Seu sono é agitado e você não descansa bem?
7. Tem problemas cutâneos, tais como sudorese excessiva, coceiras, acne ou eczema?
8. Tem excesso de salivação, produção ou secreção de muco?
9. Sofre de sinusite ou infecções de ouvido?
10. Sofre de prisão de ventre, diarreia ou se sente inchada?
11. Sofre de infecções do trato urinário?
12. Sofre de anomalias urinárias (referentes à micção ou à cor da urina)?
13. Sofre dor articular ou muscular?
14. Tem ânsias por certos alimentos (pão, queijo, doces, pizzas...)?

Segunda parte: nunca = 0   às vezes = 2   com frequência = 4

1. Você se sente estressada ou exausta?
2. Consome bebidas alcoólicas?
3. Come em restaurantes de *fast-food*?
4. Sua dieta é desequilibrada?
5. Sofre de artrite?
6. Tem problemas de retenção de líquidos?
7. Toma algum tipo de medicação?

Terceira parte: não = 0   sim = 4

1. Você é intolerante a algum alimento?
2. Fuma?
3. Sofre de algum tipo de alergia?
4. Recebeu diagnóstico de fibromialgia?
5. Tem tendência a ganhar peso com facilidade?
6. Sofre de celulite ou obesidade?
7. Está exposta a substâncias tóxicas em seu trabalho?
8. Sofre de alguma doença crônica (sintomatologia superior a seis meses)?

AVALIE SEU RESULTADO E DESCUBRA O QUE SEUS ALIMENTOS DIÁRIOS ESTÃO FAZENDO POR VOCÊ

Pontuação total menor que 15 pontos
Parabéns! Seu organismo funciona como um relógio. Contudo, não deixe de ler este livro, pois estamos certas de que você vai adquirir novos conhecimentos, muitos dos quais poderá incorporar a seu dia a dia.

Pontuação total entre 15 e 60 pontos
Parece que há aspectos não saudáveis em sua vida. É possível que haja toxinas acumuladas em seus tecidos que estejam começando a perturbar o funcionamento correto de seu organismo. Nesse caso, é recomendável fornecer a seu organismo uma quantidade extra de nutrientes de alta qualidade que a ajudem a limpar o organismo em nível celular. Continue lendo e tente aplicar o que lhe contamos em seu dia a dia: introduzir pequenas mudanças é a chave do êxito.

Pontuação maior que 60 pontos
Você está gravemente exposta a diferentes toxinas, de modo que seu organismo parece incapaz de manejá-las por si mesmo. Deve pensar já em reforçar seu organismo para metabolizar a carga tóxica. É fundamental que procure ajuda especializada para uma total recuperação de seu corpo a fim de melhorar tanto no nível físico como no energético.

LEMBRE-SE
- As consequências de ter uma má alimentação são nefastas para nossa saúde e podem dar lugar a numerosas doenças.
- Cuidar de nossa alimentação não é só uma questão de peso.
- Os maus hábitos e a má alimentação lhe cobrarão seu preço em algum momento.
- Cuide-se!

ALIMENTAÇÃO NUTRITIVA

A vida atual é sedentária e acomodada. O carro, a calefação, o computador... tornam a vida mais fácil e nos movimentamos menos, razão pela qual podemos afirmar que nosso gasto calórico diminuiu consideravelmente. Não obstante, embora hoje precisemos de menos calorias que antes, isso não deve comprometer a quantidade de nutrientes de nossa dieta. Você tem de buscar uma alimentação nutritiva porque, se escolhe alimentos de má qualidade nutricional, seu corpo interpretará isso como um sinal de necessidade de comida e, se as calorias continuarem aumentando sem que você necessite delas, seu peso aumentará e sua saúde diminuirá.

Quando falamos de uma alimentação nutritiva nos referimos à quantidade de nutrientes em proporção com o conteúdo calórico de um alimento. As 100 calorias de uma banana, que lhe fornecem potássio, açúcares naturais, vitaminas e minerais, não são a mesma coisa que as 100 calorias de uma barra de chocolate, que só lhe fornecem açúcares refinados.

Cada vez há mais pessoas preocupadas com a alimentação, já que essa é uma das chaves para desfrutar uma boa qualidade de vida. Dessa corrente saudável surgiram modas relacionadas com alimentos, hábitos de jejum... Tudo isso pode ser muito bom porque promove uma saúde melhor, mas na grande maioria das vezes essas modas não são 100% benéficas para seu organismo.

É importante distinguir entre uma alimentação saudável e uma alimentação nutritiva

É importante distinguir entre uma alimentação saudável e uma alimentação nutritiva. Uma dieta inteligente e nutritiva deixa de lado os produtos processados e se baseia na ingestão de alimentos que contenham todos os nutrientes. Uma alimentação nutritiva a enche de vitalidade, equilibra seus níveis energéticos e lhe permite desfrutar de uma saúde plena.

É um erro basear sua dieta em produtos saudáveis, **light e de herbanários e lojas ecológicas pensando que assim sua alimentação será mais saudável.**

Entrou em moda a venda e a promoção de ecológicos, orgânicos ou naturais, que são vendidos como mais saudáveis. Sem ir mais longe, muitos supermercados afirmaram recentemente que apostam em alimentos orgânicos para uma "dieta saudável".

Produtos desse tipo não são mais seguros nem mais saudáveis; são — em essência — iguais, porém mais caros.

Ainda que você creia no contrário, na agricultura ecológica também se usam pesticidas e herbicidas. Isto é, podem ser usados aqueles contemplados pela regulação dos cultivos ecológicos de cada país. É verdade que os alimentos ecológicos apresentam menor quantidade de tais produtos que os convencionais, mas a diferença é tão pequena que em nenhum caso justifica a diferença de preço.

Esses alimentos não apenas não parecem ser mais seguros, como tampouco parecem ser mais saudáveis. Fazendo-se uma comparação quanto às propriedades nutricionais (quantidade de vitaminas, minerais e antioxidantes), não se em encontram diferenças significativas entre os alimentos procedentes da agricultura convencional e os ecológicos. Apesar disso, continuamos tendo a crença de que algo ecológico ou orgânico é mais saudável que o mesmo produto convencional.

Quanto às diferenças de sabor em frutas e verduras, a chave não reside no tipo de agricultura, mas no momento da colheita. No sabor das frutas e das verduras influi o fato de consumi-las no momento ótimo de maturação e também a proximidade com o lugar de produção.

Por isso, o tomate típico do supermercado é insípido, porque os colhem verdes e os amadurecem no caixote, independentemente do fato de serem convencionais ou orgânicos. Desde 2008, amadurecer no caixote está permitido para a agricultura ecológica, por isso seus tomates orgânicos também podem se revelar insípidos.

Em resumo, é tranquilizador saber que tudo que você compra num supermercado passou por alguns controles de segurança que lhe permitem alimentar-se sem medo de se intoxicar. Entretanto, para se alimentar de forma inteligente faz falta mais alguma coisa, como apostar em mais produtos frescos, pela estação e pela proximidade, e reduzir o consumo de alimentos ultraprocessados e de açúcares (independentemente de terem sido elaborados com ingredientes provenientes de agricultura ecológica ou não).

Os produtos ecológicos não apenas não são mais seguros, mas também não são mais saudáveis que os convencionais.

Por outro lado, temos a moda dos alimentos *light*, que invade tudo hoje em dia. Parece que não suportamos mais a essência das coisas e as preferimos atenuadas para não ganharmos peso. Entretanto, os alimentos cujos rótulos os apresentam como baixos em gordura ou *light* contêm os mesmos ingredientes que o produto original. Na realidade, sua quantidade foi reduzida em mais de 30% com relação a seus produtos homólogos convencionais. Você não deve pensar tampouco que são mais saudáveis ou têm poucas calorias.

Muitas vezes a redução das gorduras é obtida mediante o acréscimo de outras substâncias menos saudáveis, como açúcares, por exemplo. Assim, seu valor nutricional diminui e seu valor calórico pode inclusive aumentar. O grande erro é pensar que a **gordura é prejudicial**, pois seu organismo necessita de gorduras para funcionar bem. Os produtos que anunciam 0% de gorduras não são apenas isentos de gorduras más, como as saturadas: eles tampouco contêm as gorduras boas, como as monoinsaturadas, que são imprescindíveis para combater o colesterol ruim. Além disso, as gorduras a ajudam a se manter saciada e em seu peso saudável.

Uma alimentação baixa em gorduras a fará passar fome

A crença geral associa os produtos *light* à manutenção da linha ou à melhora da saúde. Vamos lhe dizer uma coisa: eliminar as gorduras de sua dieta pode lhe acarretar problemas, porque prescindir delas dificulta a absorção de algumas vitaminas e reduz a presença de determinados ácidos graxos essenciais, como os ácidos graxos ômega.

As gorduras são importantes fontes de energia e devem fazer parte de nossa nutrição diária.

Depois de esclarecer essas duas ideias que estão tão em moda em nossos dias, frisamos também que comer produtos bons não significa comer bem. Para promover sua boa saúde você tem de optar por uma dieta baseada em alimentos de alta densidade nutricional.

Os alimentos de alta densidade nutricional são aqueles que contêm mais micronutrientes e fitoquímicos (vitaminas, minerais e substâncias com ação antioxidante) por caloria consumida. Sua dieta deve se basear em alimentos densos em nutrientes.

Talvez você ignore que os alimentos mais densos em nutrientes não fornecem macronutrientes (proteínas, carboidratos e gorduras) em proporção suficiente para que possamos suprir nossas necessidades. Por isso, você precisa complementá-los com outros alimentos mais calóricos, embora igualmente saudáveis (grãos, legumes, ovos, carnes, peixes, frutas secas, sementes).

Portanto, uma alimentação nutritiva e inteligente deve se basear na ingestão de cereais integrais, grãos, legumes, verduras e frutas da estação, sal não refinado, azeites não refinados, frutas secas, algas marinhas... Optar por uma alimentação nutritiva é a melhor forma de evitar enfermidades físicas e emocionais. Algumas patologias — como as alergias, a depressão ou a ansiedade — podem guardar relação com uma alimentação inadequada.

Para evitar ou prevenir doenças, precisamos consumir uma quantidade suficiente de alimentos com uma densidade nutricional elevada e reduzir o consumo dos que fornecem apenas calorias vazias.

Sem uma quantidade suficiente de micronutrientes no organismo, a relação fome-saciedade é alterada e você fica mais propensa a comer fora de hora, a se sentir nervosa e inclusive a ter dificuldades para dormir. A longo prazo, se favorece a obesidade e muitos outros desequilíbrios.

Quando o corpo percebe que não lhe chegam os micronutrientes de que precisa, interpreta que está passando por um período de escassez, desacelera o metabolismo e aumenta as reservas de gorduras que considera necessárias para a sobrevivência. Qualquer dieta que não considere esse aspecto está destinada ao fracasso.

Os micronutrientes e fitoquímicos ativam a saciedade e diminuem o estado de alerta, relaxam seu organismo e melhoram suas funções orgânicas, já que o fornecimento de tais nutrientes é vital para que se produza a maioria das reações enzimáticas de que a sua saúde depende.

Há alguns aspectos que a ajudarão a distinguir entre uma alimentação saudável e uma alimentação nutritiva.

1. Uma dieta saudável analisa de forma isolada as propriedades de cada alimento (é possível que sua alimentação esteja baseada em alimentos saudáveis), ao passo que a nutritiva analisa como os alimentos interagem entre si em seu organismo (para que compreenda isso, você não pode passar o dia todo comendo maçãs por mais saudáveis que sejam, pois lhe faltariam outros nutrientes).
2. Nas dietas saudáveis se dá importância aos benefícios de um alimento e nas nutritivas se valoriza a combinação de alimentos.
3. A alimentação saudável não contempla as particularidades pessoais, enquanto a nutritiva está fundamentada nas necessidades de cada pessoa em função de seu gênero, idade, sexo e atividade...

Você conhece a equação da saúde?

O consumo adequado de nutrientes sem uma ingestão excessiva de calorias é a chave para se conseguir uma alimentação de excelência.

> **O consumo adequado de nutrientes sem uma ingestão excessiva de calorias é a chave para se conseguir uma alimentação de excelência**

O importante é saber **quais alimentos** têm a maior densidade de nutrientes por calorias consumidas. As hortaliças e os alimentos frescos em geral previnem muitas doenças e têm um efeito antienvelhecimento. Por isso, as verduras devem fazer parte de seus pratos diários.

A seguir lhe deixamos uma tabela para que você veja quais alimentos têm a maior densidade nutricional. Todos os demais alimentos estão no maior grupo, numerado como 100.

Gráfico de barras (valores aproximados):
- Vegetais de folhas verdes: 100
- Vegetais verde-escuros: 97
- Vegetais não verdes sem fécula/amido (50): 50
- Batatas/legumes: 47
- Frutas frescas: 45
- Vegetais com fécula/amido: 34
- Grãos integrais: 21
- Castanhas cruas e sementes: 19
- Peixes: 14
- Alimentos lácteos sem gordura: 12
- Carne de animais selvagens: 10
- Ovos: 10
- Carne vermelha: 7
- Alimentos lácteos com gordura: 3
- Queijo: 2
- Grãos refinados: 1
- Azeites refinados: 0

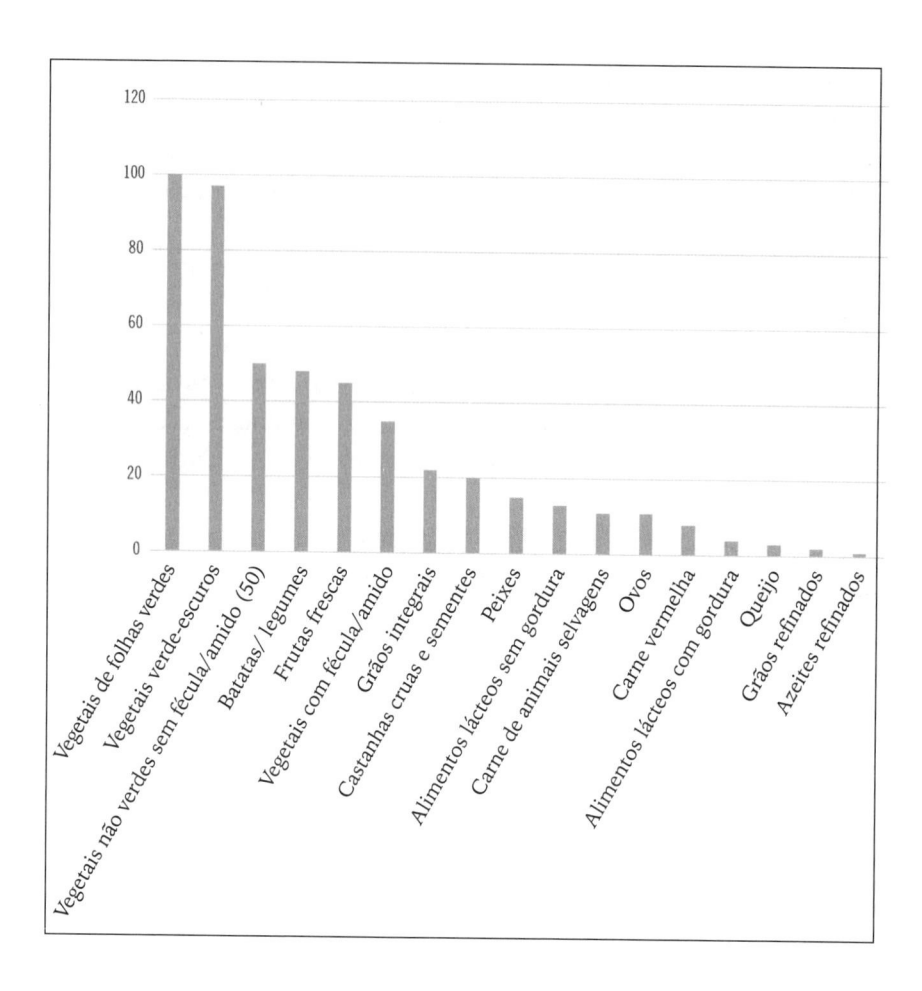

LEMBRE-SE

- É um erro basear sua dieta em produtos saudáveis, *light* e de herbanário e lojas ecológicas pensando que assim sua alimentação será mais saudável.
- Os produtos orgânicos não apenas não são mais seguros como tampouco são mais saudáveis que os convencionais.
- Uma alimentação com poucas gorduras não vai lhe proporcionar saciedade.
- O consumo adequado de nutrientes sem uma ingestão excessiva de calorias é a chave para conseguir uma alimentação de excelência.

ALIMENTAÇÃO NATURAL

O que é a alimentação natural?

A própria definição de **natural** o indica: **da natureza**.

Ao falar de alimentos naturais, deve-se pensar também naqueles que são minimamente processados. Um alimento natural é aquele que não inclui ingredientes artificiais em sua composição, quer dizer... NÃO contém conservantes artificiais. NÃO contém corantes artificiais. NÃO contém aromatizantes artificiais. Elaborar um alimento 100% natural é mais caro, razão pela qual há poucas marcas que podem fazê-lo, apesar das mensagens ou dos nomes usados em sua apresentação e que podem gerar confusão. Uma marca não pode enganar na hora de comunicar os ingredientes utilizados em suas fórmulas, por isso a melhor maneira de saber se um produto é natural ou não será lendo sua composição.

Com certeza, o ser humano intervém em sua produção, em sua preparação ou embalagem e talvez em sua cocção; o importante é tentar fazer com que ao menos 80% dos produtos que chegam à sua cozinha se pareçam o máximo possível com o produto que se encontra na natureza.

Por exemplo, a extração de azeite de oliva virgem só pode ser realizada mediante procedimentos mecânicos ou submetendo o fruto a temperaturas elevadas que alteram a composição inicial do azeite. Se, além disso, se refina o produto, seu perfil de ácidos graxos muda totalmente.

Se falarmos de produtos animais, manteremos o mesmo critério. Um frango criado ao ar livre que come plantas e frutas crescerá de uma maneira mais natural e parecida com o modo como cresceria em liberdade, e sua carne será rica em nutrientes e fibrosa, sem o fornecimento de hormônios nem de antibiótico sintéticos. Já os animais que são criados em granjas onde têm espaço apenas para desenvolver sua atividade vital sofrem de estresse, o que provoca uma inflamação em seus órgãos. Assim, você está levando à boca uma carne pobre em nutrientes e inflamada pelo estresse a que o animal está submetido.

Ingerir os alimentos adequados está diretamente associado a numerosos benefícios para seu organismo: manter seu coração sadio, estimular seu cérebro, reduzir a probabilidade de desenvolver certas doenças e, finalmente, **sentir-se melhor**.

Hoje em dia são muitas as pessoas que não consomem a quantidade mínima de frutas, verduras, legumes, cereais e frutas secas. Além disso, consomem uma maior quantidade de alimentos hipercalóricos, açúcares, sal e gorduras. Se é o seu caso, continue lendo: você vai reinventar sua forma de se alimentar.

Com relação às gorduras, não tenha medo delas. Ao contrário: apesar de sua má fama, elas são o aliado perfeito em sua dieta, sobretudo as insaturadas. E, se você quer perder peso de forma saudável, tem que recorrer a elas onde estão presentes de forma natural: peixe, abacate, azeite de oliva, azeitonas, frutas secas e sementes; deve reduzir o consumo das saturadas — presentes na manteiga, no óleo de coco, nos queijos e nas carnes gordas — e eliminar as parcialmente hidrogenadas dos ultraprocessados.

Em sua alimentação diária, é preciso sempre buscar um equilíbrio e não abusar de nenhum alimento porque ao final isso também gera instabilidade em seu corpo.

Se sua alimentação está muito distante de ser considerada **natural** e é difícil para você mudar de hábitos, o melhor é que comece com pequenas ações, como incluir paulatinamente verduras em cada refeição e escolher frutas frescas da estação.

Que benefícios uma alimentação mais natural vai lhe proporcionar?

Primeiro: você cuidará da sua saúde

Para nós, um dos mais importantes: **faça isso por você mesma.**

Tudo o que você come ao longo de sua vida desde criança tem um impacto em sua saúde a curto, médio e longo prazos.

Segundo: você protegerá seu sistema imune

Seu sistema imune é a base de sua saúde, sua missão é protegê-la frente a vírus e bactérias que podem entrar em seu corpo. Por isso, prestar atenção ao que você come é uma boa forma de reduzir a probabilidade de infecções. Alimentos como o alho, as amêndoas, os mirtilos, as aves de terreiro, as batatas doces, os brócolis, os cogumelos, o chocolate amargo, os cítricos, os peixes gordos, os crustáceos, a cúrcuma, o espinafre, a romã, o gengibre, o *kefir*, o kiwi ou a papaia a ajudarão a fortalecer seu sistema imune.

Terceiro: você se manterá forte

Comer alimentos naturais ricos em nutrientes é fundamental para manter a sua musculatura forte. Além disso, você evitará que o açúcar no sangue flutue e que seus níveis de energia despenquem a cada manhã. Alimentos como aveia, frutas, iogurtes e bebidas vegetais lhe proporcionarão saciedade durante mais tempo.

Quarto: você parecerá mais jovem

A pele é o órgão mais importante de seu corpo e você deve cuidar bem dela. Se você se nutrir por dentro, verá o resultado por fora. Não há melhor alimento para sua pele que as frutas e as verduras: seus antioxidantes a ajudarão a neutralizar os radicais livres que envelhecem a sua pele. Alimentos como cítricos, cenouras, tomates, frutas vermelhas, azeite de oliva, verduras de folha verde, frutas secas, ovos e carnes magras a ajudarão a cuidar da pele.

Quinto: você criará uma barreira contra a osteoporose

Ao contrário do que você pode pensar, essa enfermidade — que consiste na descalcificação de nossos ossos — nada tem a ver com que não tomemos alimentos lácteos, pois o cálcio está presente em muitos alimentos além do leite. O abuso de produtos de carne e de ultraprocessados acidifica o sangue, o que dá origem a uma inflamação do organismo. Nosso corpo, para não adoecer, rouba álcalis ou bases de osso para alcalinizar nosso sangue, razão pela qual são os maus hábitos alimentares que produzem a osteoporose. Se você quer ossos fortes, as frutas e as verduras são indispensáveis em sua cesta de compras.

Sexto: você cuidará da sua saúde

Com uma alimentação mais natural, a prisão de ventre desaparecerá de sua vida. Ela não é produzida por uma falta de fibras em sua dieta, mas sim pelo desequilíbrio entre gorduras, água e fibras. Esses três elementos devem fazer parte de nosso dia a dia: beber água é tão importante quanto consumir gorduras e vegetais.

Sétimo: você melhorará seu estado de ânimo

Existem alimentos que ajudam a secretar certos hormônios (serotoninas e endorfinas) que lhe proporcionarão sensação de bem-estar e felicidade. Alimentos como o chocolate amargo, a banana, a aveia, as tâmaras, o iogurte, o requeijão, os ovos, o peixe, o frango, o gergelim, o grão-de-bico, as amêndoas, as sementes de girassol ou de abóbora, o trigo sarraceno, a espirulina e os amendoins melhorarão o seu humor.

Oitavo: você reduzirá seu estresse
Aqui os culpados são também os hormônios (cortisol e adrenalina). Sua alimentação tem a capacidade de moderar a produção desses hormônios que provocam estresse e mal-estar geral. Alimentos como os mirtilos, o aipim, os pistaches, as laranjas, as sementes de gergelim, o chocolate amargo, o chucrute, as bananas, as lentilhas, as infusões e as acelgas e outras folhas verdes a ajudarão a relaxar.

Nono: você ganhará em lucidez
Reduzirá a deterioração da memória e aumentará a capacidade de concentração. Exercitar seu cérebro supõe um desafio diário em que você deve abandonar sua zona de conforto, e para isso está aqui. Alimentos como a aveia, os mirtilos, o peixe oleoso, o iogurte, as nozes, os brócolis, as couves, o chocolate amargo, o abacate, os ovos, os tomates, a ajudarão a melhorar a memória.

Décimo: você protegerá seu coração
Certamente você ouviu falar com frequência que as doenças cardiovasculares estão muito ligadas a seu estilo de vida. Alimentos como as nozes, os brócolis, o chocolate amargo, os morangos, o caril, o chá verde, o azeite de oliva, o salmão ou as leguminosas a farão ter um coração feliz.

Décimo primeiro: você ajudará a prevenir problemas oculares
Os alimentos ricos em antioxidantes desempenham um papel importante na prevenção de dois dos problemas oculares mais comuns: as cataratas e a degeneração da mácula relacionada com a idade. Alimentos como as cebolas, as cenouras, o espinafre, os brócolis, os mirtilos, as nozes e as pimentas a ajudarão a fortalecer sua vista.

> **SÍNTESE**
> - Seja a curto, médio ou longo prazo, tudo que você come tem um impacto direto em sua saúde.
> - Comer de maneira saudável não é estar de dieta.
> - Seu organismo lhe agradecerá por isso a vida toda.

PARE AS INFLAMAÇÕES: GUIA PRÁTICO

A inflamação está na origem de qualquer enfermidade, acelera o processo de envelhecimento e encurta a expectativa de vida. É a resposta a uma agressão: no caso que nos ocupa, a ação de substâncias tóxicas em nosso organismo. A inflamação mantida no tempo favorece enfermidades de todo tipo (diabetes, depressão, deterioração cognitiva, osteoporose, perda de massa muscular, fibromialgia, doenças cardiovasculares, doenças renais e câncer).

Uma dieta e hábitos inadequados promovem a inflamação. Por isso, você estará interessada em saber quais são os fatores que a favorecem para evitá-los:

- Estilo de vida sedentário.
- Obesidade.
- Diabetes.
- Dieta hipercalórica.
- Tabagismo.
- Estresse físico e psicológico.
- Alterações do sono.

Sentimo-nos cansadas e sem energia, descansamos mal, e temos maus hábitos, problemas de saúde, gordura localizada, mal-estar geral, má circulação, cabelo e unhas frágeis, pele envelhecida e com flacidez, pernas cansadas, celulites, enxaquecas, dores articulares, más digestões, peso e inflamação abdominal.

As gorduras de origem animal, os alimentos lácteos e as lectinas — proteínas que algumas plantas fabricam para se proteger dos insetos e que estão presentes em alguns alimentos como as leguminosas (o glúten também é um tipo de lectina) — favorecem a inflamação.

A **inflamação abdominal** é um problema que vai mais além do estético e que pode ser combatido com bons hábitos de vida (alimentação, descanso e atividade física). A causa mais frequente são seus hábitos de vida, embora também possa ser o resultado de uma indigestão, um problema ocasionado por uma má combinação de alimentos ou por comer em excesso. Pode também se dever a outras causas, como abusar das frituras, das carnes e dos alimentos lácteos, e é muito comum que apareça com a síndrome pré-menstrual e o acúmulo de gases intestinais.

Seja qual for a origem, estas recomendações a ajudarão a reduzir a inflamação:

- Em geral, evite os alimentos que promovem a inflamação, como as gorduras saturadas e hidrogenadas que se encontram nas margarinas e nas manteigas, os azeites refinados, os carboidratos refinados, os açúcares adicionados, o pão branco, os produtos de padaria industrial e os refrigerantes.
- Reduza as calorias. Uma dieta com poucas calorias demonstrou ser benéfica para controlar a inflamação. Para isso, escolheremos alimentos sem açúcares adicionados e com uma carga glicêmica baixa (este indicador mede a capacidade de um carboidrato para elevar o açúcar no sangue).
- Escolha bem as gorduras. Devem predominar as gorduras poli--insaturadas ômega 3, que obtemos do peixe, das sementes e das nozes, e as gorduras saturadas com ácidos anti-inflamatórios, como o ácido láurico do óleo de coco.
- Fique de olho na fibra: uma flora intestinal saudável reduz a inflamação intestinal e geral. Para isso serão ideais os alimentos fermentados (como o chucrute e o missô), os ricos em fibras solúveis (como a cebola, o alho, o alho-poró, as alcachofras e os aspargos) e os insolúveis, como os cereais integrais e as frutas com casca.
- Além de seguir uma dieta anti-inflamatória, você pode recorrer momentaneamente ao jejum. Durante o jejum, o organismo secreta beta-hidroxibutirato, bloqueia o processo inflamatório e protege contra o câncer, a demência e a diabetes.

Seu guia prático contra a inflamação

Os seguintes remédios naturais não eliminarão seu excesso de gordura nem acelerarão seu metabolismo, mas poderão ajudá-la a desinflamar esse inchaço que tanto a preocupa.

Devem sempre ser incluídos em um estilo de vida saudável, nunca como substitutos de alimentos, refeições principais ou tratamentos pautados por um médico.

Chá de canela

A canela é um ingrediente com propriedades digestivas que pode ajudá-la a desintoxicar seu organismo e tratar sua inflamação e os gases abdominais.

Preparo: aqueça uma xícara de água e acrescente uma colherzinha (de café) de canela; deixe-a repousar dez minutos. Pode adoçá-la com açúcar de coco, nosso adoçante natural preferido.

Chá de maçã

A maçã tem uma função anti-inflamatória que contribui para a saúde intestinal e ajuda a acalmar a dor de estômago. Consuma-a com moderação para desinflamar seu abdome e manter uma boa hidratação diária.

Preparo: despeje duas colheres de flores de maçã numa xícara de água e faça uma decocção durante 15 minutos, deixe-a repousar e tome-a depois das refeições.

Chá de gengibre

O gengibre é famoso por seu efeito anti-inflamatório, que pode ajudá-la se tem dor abdominal ou náuseas, e, além disso, seu metabolismo melhorará.

Preparo: rale meia colherzinha de gengibre fresco, adicione-o a uma xícara de água fervente e deixe-a repousar dez minutos.

Se está grávida ou em período de lactância, consulte seu médico antes de tomá-la.

Linhaça

Por seu alto conteúdo de fibra e de ácidos graxos essenciais, essas sementes a ajudarão a melhorar a digestão e prevenir a inflamação.

Preparo: derrame uma colher de linhaça num copo de água e tome-o na manhã seguinte.

Tomates

Os tomates são ricos em água e fibra, razão pela qual podem ajudá-la estimulando sua micção e desinflamando seu abdome. Além disso, contêm fitonutrientes que ajudarão a melhorar sua saúde.

Preparo: ponha cinco tomates e meio copo de água no liquidificador, acrescente um esguicho de limão e aprecie!

Chá verde

Maravilhoso para combater as inflamações.

Preparo: ponha um par de colheres de chá verde numa xícara de água fervente e deixe-o repousar por dez minutos.

Tome-o sempre 40 ou 45 minutos depois de uma refeição principal, nunca ao terminar de comer, já que seus taninos podem reduzir a absorção do ferro e do zinco dos alimentos.

Suco de abacaxi e pepino

Esta bebida lhe ajudará a expulsar os líquidos retidos e a desinflamar o abdome.

Preparo: liquidifique dois pepinos medianos, 125ml de água, três fatias de abacaxi maduro e meia colherzinha de gengibre em pó.

Tome de jejum e depois do almoço.

Esses remédios, por si sós, nem sempre são capazes de combater a inflamação abdominal e eliminá-la por completo. Evite apoiar-se apenas neles para gozar de boa saúde e procure manter bons hábitos.

Você deve tentar fazer com que sua dieta esteja isenta de açúcares de rápida absorção, pois os açúcares sempre devem provir das verduras e das frutas.

LEMBRE-SE

- A inflamação é a causa de muitas doenças de hoje em dia.
- A culpa é de dietas e de hábitos inadequados.
- Evite os alimentos que provocam inflamação.
- Pratique atividade física.
- Proporcione-se um descanso de qualidade.

3. Alimentação consciente e responsável

Sabemos nos alimentar?

Já vimos que uma dieta e alguns hábitos inadequados são culpados pelo modo como nos sentimos hoje. Devemos nos dar conta de que saber nos alimentar nos ajudará não só a ter um peso saudável, como também contribuirá para um estado completo de bem-estar físico, mental e emocional.

As pessoas idosas são cada vez mais vítimas de doenças neurodegenerativas, ao mesmo tempo que o número de jovens com obesidade ou diabetes aumenta perigosamente.

Está claro que, embora tenhamos a nosso alcance todos os meios para uma vida sadia, estamos fracassando na hora de aproveitá-los ao máximo. Cada vez existem mais suspeitas de que todas essas novas doenças têm muito a ver com as mudanças em nossa maneira de nos alimentarmos.

Nossos antepassados não iam ao supermercado para fazer compras, e sim obtinham os alimentos de sua própria horta, das granjas vizinhas ou do mercado local. Depois preparavam esses alimentos em casa de forma tradicional e sem aditivos químicos. Para que não se estragassem, recorriam a conservas caseiras ou os fermentavam. Faziam o pão com farinhas integrais e fermento natural.

Hoje em dia, seja por falta de tempo, por comodidade, por não saber cozinhar ou porque adotamos outras prioridades, não costumamos fazer essas coisas. Compramos grande parte de nossa comida embalada e consumimos muitos alimentos processados e refinados.

Estes não são mais encontrados em seu **estado natural**, tendo sido despojados de grande parte de seus nutrientes. Em consequência disso, consumimos muitas calorias vazias que engordam e não servem realmente para nos nutrir. Assim, recebemos diariamente um fornecimento muito mais limitado de vitaminas, minerais e fermentos benéficos que nossos antepassados. Não é de estranhar que isso se traduza em todo tipo de problemas para a saúde.

Todos nós precisamos de energia para sobreviver. Obtemos essa energia nos alimentando, não só comendo: alimentar-se significa dar ao corpo aquilo que ele realmente necessita, comer é o que a grande maioria de nós faz porque não somos realmente conscientes de que alimento estamos levando à nossa boca. Comemos alimentos e alguns deles contêm de fato uma multidão de nutrientes, nutrientes que nosso organismo necessita para seu funcionamento correto, enquanto outros possuem lamentavelmente um pobre valor nutricional.

Neste capítulo você será consciente e responsável pelo que está dando a seu corpo, e descobrirá por que não dispõe de toda a energia vital que gostaria de ter.

Converta-se em sua própria especialista nutricional e descubra se está ingerindo os alimentos mais benéficos para sua saúde.

Como você será sua própria especialista nutricional, deve elaborar um informe, tal como fazem todos os especialistas que estudam uma ciência. Você não será menos e vai adentrar a maravilhosa ciência da alimentação responsável e consciente.

Antes de mais nada, você se fixará nas seguintes pautas que vamos lhe recomendar, que são os fundamentos para alimentar-se corretamente. Depois de conhecer estas regras, você mesma elaborará seu informe e descobrirá como está comendo e se alimentando realmente.

Primeiro

Reduza de maneira **drástica** os processados industriais. Esse é o conselho mais importante de todos... e o mais difícil de aplicar no mundo em que vivemos atualmente. Eles são muito calóricos, são pobres em nutrientes e, além disso, alteram seus mecanismos de saciedade. O que ocorre quando esses mecanismos se alteram? Fazem com que você coma mais do que necessita.

Assim, você pode começar baseando sua dieta em verduras, frutas, peixes, carne, legumes, cereais, frutas secas e sementes.

Segundo

Coma mais alimentos crus. Estamos nos referindo àqueles alimentos que não precisam ser cozidos. Muitas verduras também podem ser comidas cruas, e com um bom molho e especiarias têm um sabor incrível. Os alimentos crus conservam intactos seus nutrientes e, além disso, contêm enzimas vivas. As enzimas são essenciais para uma digestão sadia. Uma alimentação deficiente e o envelhecimento freiam sua produção. Compense isso incluindo-as em sua alimentação!

Uma dieta rica em vegetais proporciona grande quantidade de enzimas. Evite os cozimentos prolongados para não as destruir e introduza saladas em sua alimentação diária.

As enzimas, moléculas criadas por nosso próprio corpo, são necessárias para milhares de reações químicas que se revelam cruciais para nossa vida. A carência de algumas enzimas pode dificultar o funcionamento de nosso metabolismo e do processo digestivo. Uma alimentação deficiente, as alterações gastrointestinais e a passagem dos anos afetam a produção de enzimas.

Um exemplo de déficit enzimático é o da láctase, que explica a intolerância à lactose de muitas pessoas. Cada enzima tem uma função específica, desde o transporte de nutrientes ou a eliminação de resíduos tóxicos até a purificação do sangue no fígado ou a nutrição de nosso cérebro. Além disso, elas **reforçam o sistema imune** e podem contribuir para controlar doenças relacionadas com a inflamação que já vimos no capítulo anterior.

Uma dieta rica em vegetais frescos e crus proporciona grande variedade de enzimas, por isso evite os cozimentos prolongados para não as destruir e introduza saladas e vitaminas em sua alimentação diária.

Terceiro

Acrescente verduras a todas as refeições, pois são elas que vão lhe fornecer os micronutrientes e os fitoquímicos (são as vitaminas, os minerais e os antioxidantes que necessitamos diariamente) que seu organismo requer para um funcionamento correto.

Quarto

Coma de maneira variada, já que a variedade de alimentos em cada prato lhe assegurará uma nutrição correta. Não existe nenhum alimento único que contenha por si só todos os macronutrientes e micronutrientes que seu corpo necessita.

Quinto
Escolha alimentos integrais. O processo que converte um alimento integral num alimento refinado faz com que muitíssimos nutrientes se percam pelo caminho: vitaminas, minerais, ácidos graxos e fibra.

Grande parte dos alimentos refinados é elaborada com farinhas não integrais. Isto é, o cereal foi despojado de sua casca e do germe. Lamentavelmente, é justamente nessa parte que reside a maioria das vitaminas e dos minerais.

Com o refino, retira-se também a fibra, que é muito importante para nossa saúde intestinal e nos auxilia a assimilar lentamente os açúcares presentes nos carboidratos de modo que nosso nível de glicose no sangue não dispare (um fator-chave na perda de peso é ter níveis de açúcar no sangue equilibrados). Nesse sentido, comer farinhas e cereais refinados tem um efeito similar a consumir açúcar puro.

As farinhas refinadas estão presentes em quase todos os pães, inclusive os rotulados como integrais. É habitual hoje em dia encontrar uma boa parte de farinha branca nesses pães que são vendidos como integrais. Também a contêm os biscoitos, as pizzas e todo tipo de bolos e doces, assim como as massas salgadas.

Sexto
Evite as gorduras trans, que se encontram nos alimentos processados sob o nome de "gorduras parcialmente hidrogenadas". O consumo desse tipo de gorduras está diretamente relacionado com todo tipo de doenças cardiovasculares.

A maioria dos azeites e das gorduras utilizados nos produtos embalados é refinada ou inclusive hidrogenada. Isso supõe que passaram por processos em que são utilizados produtos químicos e que foram submetidos a altas temperaturas, o que não só destrói todas as suas vitaminas e antioxidantes naturais, como pode dar lugar também à geração de substâncias cancerígenas. Em muitos casos se utilizam as gorduras trans, que foram relacionadas a um maior risco de sofrer doenças cardiovasculares e obesidade.

Elas podem ser encontradas em muitos tipos de pão, biscoitos e outros produtos doces e salgados.

Sétimo

Diga **sim** às gorduras boas, elas são essenciais para sua saúde e serão a chave de seu peso saudável. Elas se encontram nos azeites não refinados, nos peixes gordos, nas frutas secas, no abacate e nas sementes.

Oitavo

Que sua fonte de proteínas seja 50-50: a metade delas de procedência animal e a outra metade de procedência vegetal.

O excesso de produtos cárneos é uma causa de inflamação de nosso organismo; existe vida além da proteína animal.

A proteína vegetal é a grande desconhecida e vamos lhe explicar como você pode incluí-la em sua dieta de uma forma simples.

Legumes como os grãos-de-bico, os feijões, as lentilhas e a soja — e derivados como o tofu, o missô ou o tempeh — são alimentos vegetais e muito nutritivos. Também são ricos em proteínas os cereais (como a espelta, o painço e o centeio) e os chamados pseudocereais, como a quinoa e o trigo sarraceno. Não se esqueça das frutas secas, que, além de conter proteínas, também contam com boas doses de vitaminas e de minerais.

Outras fontes não tão conhecidas são a levedura nutricional, algas como a espirulina e a clorela e sementes como as de cânhamo.[1]

Uma maneira simplíssima de acrescentar proteína vegetal a seus cardápios é preparar tigelas com misturas de vegetais, legumes e cereais. Por exemplo, uma tigela de grãos-de-bico com abacate, espinafre *baby*, arroz integral e tofu, temperada com azeite de oliva extra virgem é uma combinação perfeita carregada de proteína vegetal e um prato completíssimo para levar para o escritório ou para comer em casa.

Nono

Os carboidratos não estão somente nos cereais: podem ser obtidos também das verduras, das frutas, dos legumes e dos tubérculos.

Como as gorduras, eles ganharam má fama, mas você deve saber que **nem todos os carboidratos são iguais**. Aprender a distingui-los evitará problemas de peso, porque comemos os carboidratos de que menos necessitamos e rejeitamos os melhores.

---

[1] Como a semente de cânhamo é proveniente da *Cannabis sativa*, sua comercialização é proibida no Brasil. No país de origem desta obra, Espanha, seu comércio é legalizado. (N.E.)

Você sabe o que é o índice glicêmico?
Antes de entender o que é um carboidrato bom e por que temos que o incluir em nossa dieta diária sem complexos, deveríamos saber com clareza o que é um carboidrato e como ele se comporta em nosso corpo. Se lhe pedirmos para fazer uma lista dos carboidratos que comeu durante o dia, você possivelmente mencionará o arroz da refeição, mas não incluirá o gaspacho que comeu como entrada. É que continuamos relacionando o conceito de carboidrato com os cereais, o arroz e a massa e não com as frutas e as verduras, que também fazem parte dessa lista, graças ao fato de possuírem boas quantidades de glicose e de frutose. Por isso, um primeiro esforço deve ser ampliar seu conceito de carboidrato para além do pão de forma e começar a considerar nessa lista qualquer produto que saia da terra.

A questão seguinte a tratar é a dos carboidratos simples e complexos. Isso lhe permitirá entender por que uns são mais benéficos que outros segundo o efeito que produzem em nosso corpo após serem ingeridos, isto é, segundo sua carga glicêmica. A carga glicêmica de um alimento relaciona a quantidade de carboidratos que possui, por porção medida em gramas, com o impacto que provoca em nossos níveis de glicose após ser ingerido.

Essa classificação baseada na resposta metabólica do organismo após o consumo dá como resultado três tipos de carboidratos: de alto, médio ou baixo índice glicêmico.

Os **carboidratos que mais devem nos preocupar são aqueles que possuem um índice glicêmico elevado**, porque geram um maior aumento da glicose no sangue. E por que é tão importante para nossa saúde levar em conta essas baixas e subidas? Por causa dos picos de insulina que elas provocam. Quando os níveis de açúcar no sangue aumentam, nosso pâncreas secreta insulina para normalizá-lo, porque ter o açúcar dando voltas pela corrente sanguínea não é uma boa ideia. De fato, manter níveis de açúcar no sangue elevados durante um longo período de tempo é um caminho direto para a diabetes tipo 2.

> Comer não deixa de ser uma ingestão de comida, ao passo que se alimentar é dar a seu organismo uma série de nutrientes

Com esse açúcar circulando por nossas veias, nosso corpo faz duas coisas graças à insulina: o açúcar se armazena no fígado e nos músculos como reserva para tempos de jejum; se depois dessa solução ele ainda sobra, converte-se em gordura até que os níveis se normalizem. Primeiro ocorre um processo e depois o outro. É fácil que você compreenda agora que, se esse açúcar chega à corrente sanguínea de forma moderada, sem grandes elevações, a maior parte dele acabará em seus músculos e não em seus pneus. Ou, o que dá na mesma, consumindo carboidratos que fazem com que o açúcar se libere lentamente na corrente sanguínea. Dessa forma, corremos um menor risco de que ele seja transformado em gordura e, de presente, controlaremos melhor nosso apetite. Por isso nem todos os carboidratos são iguais.

Nós os tememos, pensamos que nos engordam. Pois bem, é hora de nos atualizarmos. Em geral e por sua relação com a saúde, nós lhe aconselhamos os alimentos com carboidratos de moderado a baixo índice glicêmico, que são os que se encontram nos cereais de grão inteiro e nas frutas. E completamos a lista para que não haja dúvidas: frutas, verduras, legumes e frutas secas ao natural.

Apesar do que comentamos, em determinadas situações fisiológicas, como a prática de uma atividade física importante, pode ser interessante o consumo de alimentos de alto índice glicêmico, uma vez que eles contribuem para uma melhor recuperação muscular, embora sempre se tratará de exceções.

ALIMENTOS COM BAIXO ÍNDICE GLICÊMICO (IG)

Frutas	IG	Vegetais	IG	F. Secas	IG	Prod. de origem animal	IG	Condimentos	IG
Abacate	10	Couve	15	Castanhas de caju	15	Ovos	0	Sal não refinado	0
Limão	20	Brócolis	15	Amêndoas	15	Peixes	0	Molho de soja	0
Mirtilo	25	Couve-flor	15	Nozes	15	Mariscos	0	Orégano	5
Cereja	25	Abobrinha	15	Avelãs	15	Crustáceos	0	Canela	5
Amora	25	Vagem	15	Pistaches	15	Polvo	0	Curry	5
Morango	25	Aspargo	15	Amendoim	15	Bivalves (mexilhões)	0	Cúrcuma	5
Framboesa	25	Cebola	15	Pinhões	15	Carne	0	Manjericão	5

Frutas	IG	Vegetais	IG	F. Secas	IG	Leites vegetais	IG	Condimentos	IG
Tomate	30	Pimenta	15	Creme de frutos secos	15	Leite de amêndoa (sem açúcar adicionado)	30	Tomilho	5
Pera	30	Alface	15	Sementes		Leite de coco	35	Alecrim	5
Laranja	35	Brotos	15	Abóbora	25	Equilibre com...*		Salsa	5
Toranja	35	Acelga	15	Girassol	35	Banana	45	Pimentão	5
Maçã	35	Endívias	15	Linhaça	35	Uvas	45	Pimenta	5
Romã	35	Alho-poró	15	Gergelim	35	Abacaxi	45	Vinagre	15
Pêssego	35	Fungos	15	Tahine	40	Kiwi	50	Gengibre	15
Nectarina	35	Cogumelos	15	Adoçantes		Manga	50	Alfarroba	15
Damasco	35	Aipo	15	Estévia natural (folhas)	0	Melão	60	Cacau	20
Ameixa	35	Rabanete	15	Xilitol	7	Uva passa	65	Mostarda	35
Coco	35	Pepino	15	Açúcar de coco	35	Tâmara	70	Chicória	40
Figo fresco	35	Azeitonas	15	Banana	45	Melancia	75	Beterraba cozida	65
Fruta desid./seca		Cornichons	15	Tâmara	70			Abóbora	75
Maçã seca	35	Erva-doce	15					Cenoura cozida	85
Compota de maçã	35	Alcachofra	20					Batata cozida	95
Damascos secos, Pêssegos secos	35	Berinjela	20						
Tomates secos	35	Alho	30						
Passa de ameixa	40	Cenoura crua	30						
Figo seco	40	Beterraba crua	30						
		Nabo cru	35						

*Quando o corpo lhe pedir açúcar em determinados momentos do ciclo, depois de fazer esporte, ou de muita atividade mental, equilibre seus níveis de insulina recorrendo a frutas com maior teor de açúcar natural.

Comer não deixa de ser uma ingestão de comida, ao passo que se alimentar é dar ao seu organismo uma série de nutrientes para seu bom funcionamento.

Vamos fazer um exercício prático?

Sua missão consiste em analisar sua dieta semanal e observar se ela é verdadeiramente equilibrada.

Se você o concretizar em papel, será mais fácil localizar os pontos fracos de sua dieta e elaborar um plano de melhora.

Siga estes passos:

Primeiro
Abra uma planilha de Excel em seu computador ou utilize uma folha de papel, inclusive você pode escrever neste livro, na tabela mais à frente. Nas colunas você escreverá os dias da semana e nas linhas as refeições que fizer nesse dia.

Segundo
Anote cada dia que alimentos você ingere e em que quantidade (não é preciso pesá-los). Se, por exemplo, você come um guisado de carne, anote: ervilhas 1 punhado, batata 1, carne 4 pedaços, cenoura 1...

Quando a semana terminar, você terá tornado consciente sua alimentação inconsciente.

Pense, na maior parte do tempo agimos de modo automático e a comida passa a um segundo ou terceiro plano.

	Segunda	Terça	Quarta	Quinta	Sexta	Sábado	Domingo
Café da manhã							
Metade da manhã							
Almoço							

	Segunda	Terça	Quarta	Quinta	Sexta	Sábado	Domingo
Metade da tarde							
Jantar							
Outros							

Agora que você já está consciente de como está comendo, elaborará um plano de melhora em que se sinta confortável, sem proibições, e com o qual você desfrute do prazer de se alimentar corretamente.

NÃO SE DEIXE ENGANAR: LEIA OS INGREDIENTES

Você já se tornou consciente de sua alimentação, agora trate de elaborar um plano de melhora e pouco a pouco você irá enchendo sua despensa de alimentos ricos que lhe proporcionarão esse bem-estar que tanto deseja.

Se tivéssemos que lhe dizer em quatro palavras a dieta que você deve seguir para melhorar sua saúde, seriam estas: **coma comida de verdade.**

Uma boa maneira de fazer isso é escolher comida sem nenhum rótulo nutricional. Se o que vai comer tem uma etiqueta, você deve suspeitar de que está diante de um produto Frankenstein; uma maçã não precisa de uma lista de ingredientes, é comida e ponto.

A indústria alimentícia está se apropriando de você com produtos Frankenstein, de produção barata e altamente viciantes.

É verdade que, para proteger o consumidor, os governos aumentaram a regulação e obrigaram a listar os ingredientes que cada produto inclui. Embora seja uma boa ideia, os fabricantes a usaram em seu favor, confundindo absolutamente as pessoas.

Todos os fabricantes são obrigados a informar com que elaboram seus produtos de alimentação, mas nem sempre o mostram de forma clara e compreensível. Vamos lhe explicar isso para que você conheça um pouco mais do que está dando realmente a seu corpo.

Embora na atualidade isto pareça algo impossível, a verdade é que **não necessitamos comprar nem um só alimento em um supermercado**.

E como isso não se ajusta à realidade de nossos dias, vamos lhe ensinar para que tome as melhores decisões alimentares.

Os rótulos, as letras grandes e bonitas que saltam à vista, nem sempre dizem a verdade. Isto é, um pão pode se rotular como pão de farinha de trigo vermelho 100% integral e, ao ler sua composição, vemos que contém apenas 50% de farinha de trigo vermelho integral, ao passo que a outra metade possivelmente consiste em farinhas refinadas e aditivos para dar esponjosidade, sabor e durabilidade ao pão.

Em que você deve confiar? Confie na lista de ingredientes: a ordem na qual os alimentos que esse produto contém aparecem é o dado talvez mais importante que a ajuda a fazer uma ideia do alimento que está dando a seu corpo.

Sempre de mais para menos

Os ingredientes aparecem na lista da maior concentração para a menor. O que você encontra nos primeiros lugares é o que o produto contém em maior quantidade.

Portanto, se um pão de forma é vendido como de grãos inteiros (100% integral), esse ingrediente deve estar em primeiro lugar e antes da farinha refinada (se levar). Se ocorre o inverso, já não é de grão inteiro.

É melhor que a lista seja curta

Se ele contém poucos ingredientes, se tratará em geral de um alimento pouco processado e se aproximará mais do "natural". De fato, os alimentos com um só ingrediente não estão obrigados a apresentar lista; **são os melhores**, sem dúvida alguma.

Não se deixe enganar

FIQUE DE OLHO! Tenha em conta que, ainda que o produto indique um grande aporte de vitaminas, isso não significa que não contenha açúcar ou sal. Se além disso aparecem gorduras parcialmente hidrogenadas, não é um bom produto.

Por mais vitaminas que sejam acrescentadas a um produto não saudável, elas não o convertem num produto saudável.

Leve em conta os aditivos que o alimento inclui

Os aditivos são substâncias acrescentadas ao alimento para evitar que se estrague num curto período de tempo ou para lhe dar sabor, cheiro, cor e esponjosidade.

Pode ser difícil para você identificá-los, porque podem ter mais de uma denominação. Além disso, há suspeitas sobre seus efeitos na saúde.

O mais comum é que apareçam com seu nome completo ou com a famosa letra *E* seguida de três números. Aqui está a lista do que essa letra esconde:

- E 1 (mais dois números): corantes.
- E 2 (mais dois números): conservantes.
- E 3 (mais dois números): antioxidantes.
- E 4 (mais dois números): conferem a textura desejada.
- E 5 (mais dois números): regulam a acidez.
- E 620 a E 635: potencializam o sabor.
- E 901 a E 904: dão brilho.

Seu corpo não reconhece essas letras *E*, não precisa delas. Portanto, nosso conselho é: menos é mais. Quanto menos *E* tiver o alimento que você dá a seu corpo, mais perto você estará de alcançar o bem-estar que deseja.

Você olha as calorias?

O valor energético do produto é medido pelas calorias fornecidas por cada 100 gramas do produto.

Não fique obcecado por elas, a vida não foi feita para contar calorias. Isso não é o mais importante que você deve contemplar, já que as calorias são a soma da energia fornecida pelos três macronutrientes (gorduras, proteínas e carboidratos), de modo que o dado isolado das calorias não a ajuda a avaliar o alimento.

Quanto menos E tiver um alimento, mais perto você estará de alcançar o bem-estar

Dois produtos podem ser muito diferentes, ainda que tenham o mesmo número de calorias: um deles poderia ser rico em açúcares e o outro um produto integral e saudável.

O exemplo mais claro disso é o pão. Tanto o pão 100% integral como um feito com farinhas refinadas lhe fornecerão as mesmas calorias, mas o integral lhe proporcionará outros nutrientes e a saciará por mais tempo, além de ajudá-la a manter os níveis de açúcar no sangue equilibrados: **a chave de seu peso saudável.**

> **LEMBRE-SE**
>
> • Olhar apenas as calorias é um grande erro.

Concentre-se nos carboidratos e/ou açúcares

Uma dieta rica em carboidratos e/ou açúcares pode ser a causa de seus quilos a mais. Os açúcares são carboidratos simples e seu consumo abusivo se relaciona com uma série de transtornos.

O problema é a informação confusa, porque os rótulos não costumam especificar que quantidade de açúcar é natural do produto (por levar, por exemplo, fruta, que fornece frutose) e qual foi acrescentada de maneira artificial.

Fique atenta às gorduras nos produtos processados

Não tema as gorduras saudáveis (elas a saciarão, e seus tecidos e suas células precisam delas), mas tenha cuidado, SIM, com as gorduras dos produtos processados.

Se você lê que um alimento contém 15 gramas ou mais de **gorduras totais** por cada 100 gramas, ele será rico nesse nutriente. Será de baixo teor em gordura quando tiver 3 gramas ou menos. Nos produtos processados, devemos comprovar que em sua lista de ingredientes não haja gorduras trans; que são as gorduras de má qualidade e às vezes não aparecem como tais.

Às vezes, em vez de **gorduras trans**, aparece nos rótulos **azeites ou gorduras parcialmente hidrogenadas**. É preciso limitar ou simplesmente **descartar** de sua alimentação diária aqueles produtos que as contenham.

Não se esqueça do sal

Esse dado é chave porque seu abuso está associado à hipertensão e à retenção de líquidos.

Mas o sal provoca retenção de líquidos?

A resposta é NÃO. Tudo provém **de uma má interpretação**.

O sódio é um elemento essencial em muitas funções de seu organismo e é indispensável para a transmissão dos impulsos nervosos. Se sua alimentação tem baixo teor de sódio, seus nervos e seus músculos não funcionarão corretamente.

De fato, não é o sal que você ingere, mas o pouco potássio que há em sua dieta que lhe está provocando essa retenção de líquidos.

Ouviu falar da **bomba de sódio e potássio**? São dois minerais essenciais para o funcionamento de suas células. E um desequilíbrio produzirá um mal funcionamento em seu organismo.

Junto com o sódio, o potássio é um mineral de grande importância. Algumas investigações demonstraram que ele é de grande ajuda para tratar problemas como cólon irritável, doença de Crohn, prisão de ventre, câimbras, diarreias, falta de apetite, hipotensão, sede excessiva, vômitos, taquicardias, falta de sensibilidade à insulina etc. Além disso, é também um grande anti-inflamatório natural e antiarlégico, e ajuda a regular o excesso de sódio em seu organismo, porque faz parte da já mencionada **bomba de sódio e potássio**.

Portanto não tenha medo do sal: **ponha sal na sua vida e aumente seu potássio com estes alimentos:**

- Acelgas.
- Batata.
- Abacate.
- Couve-de-bruxelas.
- Espinafre.
- Coco.
- Bananas.
- Peixes.

Fuja, isto sim, do sal dos produtos processados, dos sais com baixo teor de sódio e dos sais refinados. Opte pelos sais não refinados, como o sal marinho ou o rosa do Himalaia.

Você abusa dos produtos *light* ou com baixo teor de gorduras?

Se um produto é *light* ou baixo em gorduras, isso não quer dizer que ele não a engorda, mas sim que suas calorias foram reduzidas em 30% em relação ao produto original (por exemplo, a maionese frente à maionese *light*).

Normalmente são produtos de baixa densidade nutricional. Além disso, se você baseia sua alimentação em produtos *light* passará bastante fome. Lembre-se de que as **gorduras saudáveis** a saciam.

Você sabe escolher um produto integral?

Um produto rotulado como "integral" não significa que ele o seja 100%. Você deve sempre ler a lista de ingredientes e comprovar qual é o primeiro e que porcentagem implica. Nessa lista, os ingredientes aparecem ordenados segundo sua porcentagem, de modo que o primeiro é o ingrediente principal. Por isso, este deveria ser a farinha integral do cereal que foi usado para fazer o pão. Se ela não aparecer em primeiro lugar, esse não é um alimento integral. Alguns pães também indicam a porcentagem de farinha integral, que deveria ser de ao menos 80%.

A lista dos ingredientes é a carta de apresentação de um produto e lhe permite saber o quanto esse alimento é ou não saudável, já que lhe mostra as gorduras, os açúcares ou os aditivos que contém. Como já mencionamos, a ordem dos ingredientes fornece pistas sobre o que o produto contém em maior quantidade.

Os açúcares podem aparecer com diferentes nomes. Se no rótulo você lê xarope de milho, dextrose, maltose, glicose, sacarose, frutose, mel de cana ou concentrados de sucos de fruta, isso significa que o produto contém "açúcares adicionados".

Quanto às gorduras, os rótulos devem especificar que tipo de gorduras um alimento tem. Lembre-se de descartar todos aqueles que tenham gorduras parcialmente hidrogenadas.

PREPARADA PARA A LISTA DE COMPRAS?
AQUI COMEÇA A SUA MUDANÇA

Ao ir às compras, teremos a nosso alcance todos esses alimentos **pouco saudáveis**. Os corredores estão cheios desses alimentos, razão pela qual vamos tomar consciência de que os **bons hábitos** começam muito antes de levar os alimentos à nossa boca.

Neste capítulo vamos lhe dar as chaves para que não se desvie de seus objetivos. Você deve aprender a comprar de forma inteligente.

Por quê?

Porque, uma vez que você compra os alimentos **"pouco saudáveis"**, sua alimentação será a mesma que já tem até agora, e você não está lendo este livro para isso. Inclusive já lhe antecipamos: **se você os tem em casa, acabará comendo-os**. Vamos encher a despensa de alimentos saudáveis.

Evitar a tentação de comer alimentos pouco saudáveis requer pouquíssimo esforço de sua parte. Você só precisa tomar uma boa decisão quando puser um pé no supermercado e limitar-se à sua lista de compras.

Leve em conta que os supermercados foram perfeitamente projetados para que você compre muito mais do que precisa, por isso é importantíssimo levar uma lista da compra e se ater a ela.

TRUQUES INFALÍVEIS

- Não vá ao supermercado com fome.
- Vá com a sua lista e restrinja-se a ela.
- Siga a regra: fresco, local e da estação.
- E mais esta: sem código de barras.
- Compre mais fruta e menos suco.

Agora veremos uma lista de compras que lhe será útil para não ir fazer compras todos os dias. A partir deste momento você fará uma compra responsável e consciente para que seu bem-estar melhore.

Lista da compra

Frutas: o melhor é consumir as da estação, pois suas propriedades e seu sabor estão potencializados por se encontrarem em seu momento ideal. O poder antioxidante das frutas demonstrou um papel importante na prevenção das doenças cardiovasculares, do câncer e do envelhecimento.

Bebidas: a água é indispensável; você pode também optar por infusões e bebidas vegetais sem açúcares adicionados (por serem bebidas não lácteas, são mais leves e favorecem a digestão).

Legumes e carboidratos e/ou açúcares: são sua fonte de energia, mas você tem de saber escolhê-los:

- Quinoa.
- Massa integral.
- Arroz integral.
- Flocos de aveia.
- Farinhas integrais.
- Cereais 100% integrais.
- Grãos-de-bico.
- Lentilhas.
- Ervilhas.
- Feijões.
- Frutas dessecadas.

Frutas secas e sementes: fornecem-lhe azeites essenciais, vitaminas e minerais. São uma fonte de energia e uma beliscada muito saudável que a ajudará a ficar saciada entre as refeições.

Proteínas: as proteínas se encontram em cada célula de seu corpo, e por isso seu organismo precisa das proteínas dos alimentos que você ingere para fortalecer e manter os ossos, os músculos e a pele.

Você não deve tampouco se exceder com elas, já que podem lhe ocasionar problemas de saúde como náuseas, câimbras, fadiga, dores de cabeça e inchaço. Além disso, você pode sobrecarregar seus rins; infelizmente, o excesso de proteínas não pode ser armazenado e é liberado pela urina.

O melhor momento para consumi-las é à noite, evitando misturá--las com os carboidratos procedentes do arroz, da massa e dos cereais, já que seu organismo funciona muito mais devagar do que pela manhã e será incapaz de queimar as calorias que lhe são fornecidas pelos carboidratos, que acabam se acumulando em forma de gordura.

É importante que você saiba distinguir as duas fontes de proteínas que tem a seu alcance: as de origem animal e as de origem vegetal. Se você é uma dessas pessoas que comem de tudo, lhe recomendamos que sua alimentação seja 50/50, isto é, que metade de suas proteínas seja de origem vegetal e a outra metade de origem animal.

Origem animal
- Ovos ecológicos.
- Carnes magras.
- Peixe.

Origem vegetal
- Legumes.
- Quinoa.
- Trigo sarraceno.
- Soja e derivados.
- Abacates.
- Cogumelos.
- Tremoços.
- Sementes e frutas secas.
- Amendoins.
- Favas secas.
- Germe de trigo.
- Sésamo.
- Aveia.
- Missô.
- Espirulina desidratada.
- Couve-de-bruxelas.
- Brócolis.

Verduras: são os alimentos de densidade nutricional mais elevada, como vimos anteriormente. Se vai comê-las frescas, recomendamos que compre as da estação.

Compre variedade, nem todas fornecem os mesmos fitoquímicos e micronutrientes (vitaminas, minerais e antioxidantes).

Conservas: algumas conservas mantêm suas propriedades nutritivas. Apenas algumas vitaminas e minerais se veem alterados no processo de conservação.

Inclusive alguns peixes e mariscos têm seu conteúdo de cálcio, ferro, fósforo e magnésio aumentado após o processo de enlatamento.

Nós lhe aconselhamos a usar produtos desse tipo como uma segunda opção, pois o produto ao natural sempre será mais benéfico para a saúde. Podemos comprar uma destas opções:

- Atum ao natural.
- Cavala ao natural.
- Mexilhões ao escabeche ou ao natural.
- Sardinhas ao escabeche ou ao natural.
- Verduras em conserva.
- Legumes em conserva.
- Tomate triturado natural.

Alimentos lácteos: esse tipo de alimento requer uma menção especial, razão pela qual lhe dedicamos um capítulo no livro.

Nós lhe recomendamos o iogurte, uma opção mais saudável que o leite e inclusive que o queijo, já que contém fermentos que melhoram sua função intestinal e tem teor mais baixo de lactose (falaremos dela mais adiante).

Adoçantes: as melhores opções são sem dúvida as naturais. Descarte qualquer tipo de adoçante químico em sua alimentação, alguns estudos indicam que eles podem produzir mais fome e alterar os níveis de açúcar no sangue se forem consumidos em grande quantidade e de forma habitual (nos refrigerantes Zero, no café, em produtos a que se acrescentam adoçantes, como por exemplo os iogurtes, os biscoitos...).

Quer esses estudos estejam certos ou não, você deve saber que não precisa nem de um único grama de açúcar adicionado em seu corpo e que, se decidir acrescentar alguma quantidade de açúcar a seus pratos, será melhor que o faça com um adoçante natural, como os seguintes:

- Estévia pura em folhas ou pó.
- Açúcar de coco.
- Tâmaras.
- Mel de qualidade.
- Panela.

Vários: utilize sem temor as especiarias — elas dão sabor a seus pratos —, um bom azeite de oliva extra virgem e sal não refinado.

A lista da compra é sua melhor ferramenta para identificar esses alimentos que realmente vão ajudá-la a estar em seu peso desejado.

CASAMENTO ESTRUTURA-PRATO

A aparência do prato é uma boa arma para aprender a comer

Nos últimos anos, as porções de nossos pratos aumentaram de forma considerável, de modo que ingerimos muito mais calorias do que precisamos. Nossos olhos vão se acostumando a essas porções enormes e, sem nos darmos conta, cada dia vamos acrescentando um pouco mais de comida a nossos pratos. Devemos aprender a escutar nosso corpo, que é quem realmente nos avisa quando estamos saciadas.

Uma das consequências desse progressivo aumento da quantidade de comida que ingerimos é o **sobrepeso** ou, em situações mais extremas, a **obesidade**. Ainda assim, há muitos outros problemas de saúde derivados da ingestão excessiva de comida.

Para seguir uma dieta equilibrada você deve não apenas comer de tudo, mas também controlar as porções que põe no prato. Seus sentidos também desempenham um papel muito importante em relação à comida. Um exemplo seria uma peça de fruta inteira frente a uma tigela com pedaços de diferentes frutas já descascadas. Esta última, graças à variedade de cores e de texturas, torna-se mais apetecível. Com isso queremos lhe dizer que a aparência do prato é uma boa arma para aprender a comer, inclusive esses alimentos que não lhe agradam tanto ou que, chegando a certo ponto, a entediam.

Você pode elaborar um só prato que contenha todos os nutrientes de que precisa e nas quantidades adequadas, mantendo o sabor característico de cada alimento. Desse modo, controlará a **quantidade** de cada um deles e ao mesmo tempo jogará com as diferentes cores e sabores, eliminando a sensação de monotonia que às vezes torna nossos pratos pouco apetecíveis.

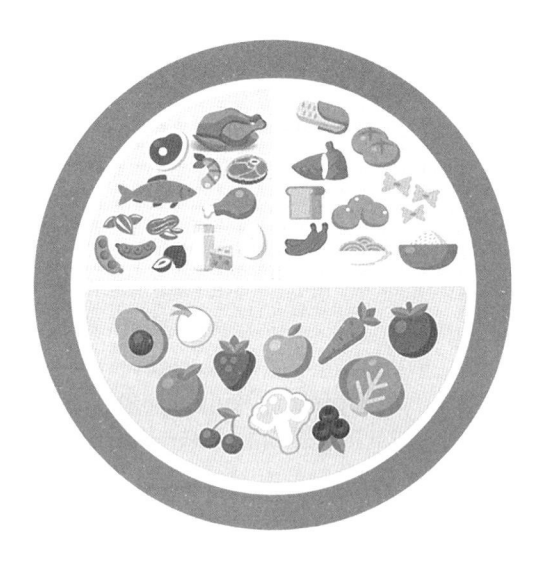

Método do prato

Você pode recorrer ao simples e prático **"método do prato"** como guia quando prepara a comida. Divida o prato em duas metades e apresente-o da seguinte forma:

- Na primeira metade coloque os vegetais, combinando crus (salada, tomates, cenouras...) e cozidos (acelgas, vagens verdes, espinafre, brócolis, cogumelos...).
- Divida a segunda metade do prato em dois quartos: o primeiro quarto conterá os alimentos de origem animal (como a carne, o peixe e os ovos) ou de origem vegetal, já mencionados no item anterior. A medida de um bife deve ser a da palma da mão, sem os dedos. No segundo quarto você colocará os carboidratos, principalmente massa, arroz, batata e legumes (numa quantidade de uma xícara ou o equivalente a seu punho fechado).

Deste modo você pode jogar com as porções dos alimentos, sempre seguindo as recomendações e as proporções corretas.

Nunca se esqueça da famosa frase de Hipócrates: "**Somos o que comemos, pensamos e respiramos.**"

As quantidades dos alimentos são importantes para que você mantenha uma ingestão adequada de nutrientes segundo seus objetivos. Como base você pode usar o mencionado "método do prato".

Escolha sempre opções de qualidade. Não é mesma coisa comer uma massa refinada ou uma integral, mas esta última lhe fornece fibra e saciedade. Tampouco é a mesma coisa uma salsicha ou um filé de frango ou peixe. Você deve se decidir sempre pela opção que mais se ajuste às suas necessidades nutricionais.

Tenha cuidado com os temperos que usa. Embora você esteja comendo uma salada, os temperos têm ingredientes que aumentam as calorias de seu prato saudável. Opte por temperos cuja base seja um bom azeite de oliva, limão espremido, vinagre de maçã, mostarda sem açúcares adicionados, sal não refinado e especiarias.

O modo de preparo que você utilizar será fundamental para que seu prato seja saudável e nutritivo. Ainda que você meça as porções, se preparar algo frito ou empanado terá um fornecimento extra de calorias e de gorduras que não necessita.

Diga-me de que cor são seus pratos e eu lhe direi o quanto você come. Se está pensando em perder peso, o azul e o verde são seus grandes aliados. Branco, vermelho, amarelo e marrom farão com que você adquira quilos a mais.

Um estudo da Universidade de Oxford revelou que a cor do prato pode estimular ou diminuir o apetite. Assim, se você vai declarar guerra à balança, o melhor é que tenha à mão uma louça de cor azul, já que, segundo o estudo, essa cor favorece a diminuição do apetite. Assim como o verde, embora nesse caso a mensagem que nosso cérebro nos envia seja totalmente diferente dependendo dessa cor aparecer num prato ou num alimento.

No primeiro caso, não se revelará muito atraente comer num prato verde, o que pode inclusive gerar rejeição da sua parte. Por outro lado, com relação aos alimentos temos a percepção de que todo o verde é saudável e o admitimos melhor. Ao contrário, se o que você quer é que seus convidados lambam os beiços e repitam até a saciedade, deverá usar cores amarelas e vermelhas.

Nosso cérebro interpreta as imagens na parte posterior, não vemos com os olhos, mas sim com o nosso cérebro. Os olhos captam as cores, as formas e os estímulos que chegam ao nosso cérebro, que é o responsável por ver uma casa, um carro ou uma pessoa.

Sabe-se que, por exemplo, no caso da comida, a parte visual do cérebro é determinante em mais de 50%, já que nosso cérebro dá um papel mais importante à visão do que aos outros sentidos. Por outro lado, o cérebro de alguns animais prioriza o olfato.

Agora você pode entender a **importância das cores** na hora de comer mais ou menos, porque as diferentes tonalidades influem mais nas percepções mencionadas e seu cérebro dá muito mais importância à cor do que ao sabor e ao cheiro.

Outro estudo revelou que, se a cor do prato coincide com a da comida, você come mais. Para demonstrar isso, ofereceu-se a sessenta pessoas uma refeição em que havia massa com molho Alfredo (de tonalidade clara) e massa com molho de tomate (de tonalidade avermelhada). A comida podia ser servida em pratos vermelhos ou brancos. Aqueles que escolheram o prato branco e se serviram com a massa com molho Alfredo e aqueles que escolheram o prato vermelho e se serviram com a massa com molho de tomate comeram uma quantidade maior de comida. Por outro lado, se a cor do prato não coincidia com a da comida, se serviam de menos quantidade.

SÍNTESE

Você sorriu?
- Nosso sorriso depende de nosso bem-estar.
- Nosso bem-estar depende de nossa saúde.
- E nossa saúde depende do que comemos.
- Alimente-se bem e sorria!

Receita de hoje: as porções que importam
1. Vegetais, a metade de seu prato.
2. Proteína, um quarto de seu prato. Limite o consumo de carnes vermelhas e de carnes processadas, como os embutidos.

3. Carboidratos, um quarto de seu prato. Os cereais sempre 100% integrais, já que têm um efeito mais moderado nos níveis de açúcar no sangue.

SINTA-SE MAIS VITAL, FORTE E SADIA: DICAS PRÁTICAS

Vitalidade é algo que gostamos de ter e de sentir, que nos dá uma infinidade de sensações e de emoções positivas. Ao contrário, não é agradável quando sentimos que ela nos abandona por um tempo, talvez dias ou até mais.

É o sentimento de se sentir viva, com níveis altos de energia e entusiasmo, e pode nos fazer sentir:

- Seguras.
- Empáticas.
- Otimistas.
- Que tudo flui.

A vitalidade se expressa no físico e também no emocional, aspectos intimamente relacionados. Se um deles não está bem, o outro tampouco estará, e por isso não basta se concentrar em apenas um.

Certamente há uma infinidade de maneiras de cultivar a vitalidade, por isso você deve descobrir que coisas a fazem se sentir vital. Um primeiro passo seria perguntar-se:

- Você realiza suas atividades com energia?
- Manifesta interesse ou curiosidade por algo?
- Sente entusiasmo pelo que faz?

Se a resposta é NÃO, alguma coisa não anda bem.

O certo é que em algum momento de sua vida você sentiu essa vitalidade e reconhece essa sensação. O que aconteceu para perdê-la? **Você nunca sabe o que tem até que o perde.**

Certamente já escutou esta frase muitas vezes e a está relacionando com alguma situação especial em sua vida, como o amor, a amizade, a família, a saúde..., por exemplo. Às vezes sentimos que nos roubaram nossa luz, nossa energia, nosso ânimo, e não vemos com clareza, inclusive tomamos más decisões por isso.

A vida nos dá a oportunidade de exercitar nossa energia vital. Aprenda a obter todo o seu potencial com apenas três coisas: **concentre-se, atue e ensine seu corpo, sua mente e seu espírito a mantê-la num nível de vibração alto** para estar mais vital, forte e sadia.

Para nós funciona um conjunto de hábitos que fomos introduzindo pouco a pouco ao longo dos anos. Comece você também, pouco a pouco, com estas dicas que lhe recomendamos para recuperar ou aumentar sua energia vital:

1. **Alimentação saudável:** uma boa alimentação é fundamental. Se seu corpo não tem uma alimentação adequada e nutritiva, não funcionará 100%.

   As tendências de hoje não são casualidade nem moda: se você não tem uma boa alimentação, seus níveis de energia descem e sua mente aproveita para aprontar, como escolher comida pouco saudável e muito calórica.

   O mundo mudaria se todos nós nos alimentássemos saudavelmente.

   Que pautas você deve seguir para aumentar sua energia vital com a alimentação?

- Evite ao máximo o consumo de gorduras saturadas e das procedentes de carnes vermelhas, frituras, pão em excesso e, em geral, produtos refinados e/ou processados, bolos industrializados e comida rápida e pré-cozida.
- Procure fazer com que o açúcar provenha de frutas — como a banana, a manga e a fruta-do-conde —, de frutas secas — como as tâmaras, passas, figos ou damascos — ou de sobremesas caseiras elaboradas com mel puro, açúcar de cana ou de coco, farinhas integrais ou chocolate puro.
- Coma carboidratos nas refeições principais para evitar falta de energia e fadiga.
- Aumente os níveis de vitaminas, minerais e substâncias antioxidantes com o consumo de frutas e verduras frescas.
- Mantenha uma boa higiene intestinal, assegurando um trânsito regular com alimentos prebióticos (como a banana, a cebola, o

alho-poró, o aspargo, o alho e a raiz de chicória) e probióticos como os fermentados (iogurtes, chucrute, kefir e vinagre).

2. **Hidratação:** interiorize a importância da água, pois 75% de seu corpo dependem dela. Suas células precisam de oxigênio para viver e água é uma dessas fontes vitais. Mantenha-se hidratada, tome um copinho a cada hora, e verá os resultados.
3. **Meditação:** ligada à respiração, contribui para silenciar sua mente ruidosa, para que você se sinta completamente sem julgamentos. Meditar lhe permite se conectar com o EU SOU, ou o ser superior que você é, e estar mais alerta, sentir suas emoções sem julgá-las e viver uma vida mais consciente.
4. **Atividade física:** é uma das armas mais poderosas no manejo da energia vital, junto com a alimentação e a hidratação. Encontre alguma coisa de que você goste, mas não para emagrecer e sim para desfrutar. Apenas trinta minutos por dia lhe proporcionarão o efeito desejado.
5. **Sono e descanso:** são fundamentais, você não pode permitir que seu corpo e sua mente não descansem o necessário para se recuperar. É como tentar dar partida no seu carro sem gasolina. Que a vida, seu trabalho e os problemas do dia a dia não lhe tirem as horas de sono necessárias. Eduque seu corpo para descansar de sete a oito horas diárias.
6. **Conexão com a natureza:** conectar-se com a natureza é compreender a conexão de tudo, é escutar a pulsação da terra, das plantas e de tudo que a rodeia. Nós lhe recomendamos duas técnicas: caminhar um pouco descalça e abraçar árvores sábias.
7. **Sexo:** não fique envergonhada, MAS, SIM, o sexo consciente tem como objetivo conhecer a si mesma por meio da sexualidade, da beleza, do amor e da arte.
8. **O que você escuta, lê ou vê:** nada pode lhe roubar mais energia do que escutar pessoas tóxicas, ler notícias negativas ou ver coisas pessimistas. Absorva conteúdo de valor positivo que a ajude a crescer, a aprender coisas novas; que lhe acrescente, não que a diminua.
9. **Círculo pessoal:** como disse Karl Marx, "cerque-se de pessoas que a façam feliz", que a façam rir, que a ajudem quando você

precisa; as pessoas que realmente se preocupam com você. São elas que vale a pena ter em sua vida, todas as demais estão de passagem.
10. **Apreciação:** sente-se em silêncio, aprecie o entorno que a rodeia e observe o que ocorre à sua volta, como você se sente.

LEMBRE-SE
- Dê a seu corpo uma boa nutrição.
- Beba muita água.
- Faça respirações profundas.
- Pratique 30 minutos de uma atividade física de que goste.
- Descanse de 7 a 8 horas.
- Saia para a natureza.
- Que não lhe falte sexo.

4. Alergias, intolerâncias e sensibilidades

ALGUM ALIMENTO LHE CAI MAL?

Já vimos no capítulo anterior que, se seu corpo não tem uma boa alimentação (saudável, nutritiva e adequada para você), ele nunca funcionará 100%. Sem dúvida você já se deu conta de que, quando alguma coisa não lhe cai bem, seja saudável ou não, seus níveis de energia diminuem.

Seu corpo é capaz de fazer você se adaptar às mudanças que a ingestão de comida em seu organismo implica, mas ocasionalmente ocorrem alterações que fazem com que até mesmo uma comida leve e aparentemente sadia lhe caia mal.

Às vezes, isso pode se dever a uma intoxicação, outras a uma intolerância ou uma alergia alimentar, inclusive alguma sensibilidade, mas nem sempre há uma patologia por trás. Dessa forma, a primeira coisa é consultar o médico para descartá-la e, uma vez que você saiba que não há uma alteração grave que produza o mal-estar, procure um melhor encaixe entre seus hábitos alimentares e você.

Antes de prosseguir, vamos entender sobre o que estamos falando: alergia, intolerância, intoxicação, sensibilidade? Vamos lhe contar em que consistem essas quatro reações, quais são seus sintomas e em que se diferenciam.

Reação alérgica por alimentos
Para provocar os sintomas é preciso ingerir, tocar ou inalar muito pouca quantidade de alérgenos (normalmente a proteína do alimento responsável pela resposta imune). A reação é imediata ou se produz nas primeiras horas.

A alergia é uma reação adversa alimentar provocada pelo sistema imune, que produz anticorpos IgE (proteínas de defesa). Ao ingerir o alimento, o corpo libera histamina e mediadores inflamatórios que dão lugar aos sintomas típicos da alergia.

As mais comuns são a alergia ao peixe, ao ovo e às proteínas do leite de vaca. Provocam reações cutâneas, como vermelhidão, coceira da pele ou inchaços, entre outras.

Intolerância a um alimento
Aqui os sintomas dependem da dose do alimento ingerido: quanto mais quantidade de tal alimento, mais intensos eles serão.

A intolerância não é provocada pelo sistema imune, já que o quadro é simplesmente mecânico. Por exemplo, quando uma pessoa intolerante à lactose a ingere, como as enzimas que estão na mucosa digestiva não são capazes de digeri-la, produz-se uma má absorção da lactose que dá lugar aos sintomas. Estes não são graves, embora sejam incômodos: náuseas, gases, sensação de inchaço abdominal, diarreia, cefaleia...

A mais conhecida é a intolerância à lactose, seguida pelas produzidas pela ação farmacológica de substâncias químicas presentes de maneira natural ou adicionadas ao alimento (chocolate e queijos curados, entre outros), e pelas causadas pelos aditivos alimentares.

Intoxicação alimentar
Estas reações podem ocorrer em qualquer pessoa quando ingerem:

- Alimentos contaminados.
- Alimentos com toxinas.
- Alimentos com presença de inseticidas, herbicidas, fertilizantes ou metais pesados.
- Plantas, animais ou fungos contaminados.

Nos casos leves os sintomas se concentram no sistema digestivo: náuseas, vômitos, diarreias e cólicas abdominais.

Nos casos graves, pode haver manifestações em qualquer nível, incluindo o sistema nervoso, hepático e renal, podendo chegar a acabar com a vida da pessoa.

Sensibilidade alimentar

É uma resposta imune celular que não é causada por anticorpos, mas se produz diretamente frente ao alimento. Provoca uma inflamação crônica de baixo grau que pode afetar diferentes órgãos e sistemas, e por isso podem aparecer sintomas muito diversos, como enxaquecas, dores musculares, cansaço extremo, alterações do sono e na pele...

> - Os alimentos que mais provocam sensibilidade são o leite, o trigo e o ovo.
> - As principais alergias nas crianças são o trigo e o ovo, enquanto nos adultos são as frutas secas, algumas frutas e o marisco.
> - As intolerâncias mais comuns são à lactose, à frutose, ao sorbitol, à histamina e ao glúten.

Afecções como dor de cabeça ou de estômago, diarreia, sobrepeso, fadiga crônica, problemas na pele e inclusive inflamação das articulações podem ter sua origem no consumo de alimentos que nosso organismo não tolera.

Você pode ter intolerância, sem saber, a componentes de sua dieta diária, como leite, ovos, carboidrato...

Não se deve confundir uma intolerância com uma alergia. Como vimos, uma alergia produz uma resposta de seu sistema imune, ao passo que uma intolerância se produz na maioria dos casos por um mal funcionamento de determinadas enzimas que intervêm na absorção dos nutrientes que você ingere (lactose, glúten...).

Pode ocorrer também que não se saiba a causa de que alguma coisa lhe caia mal. São muitas as pessoas que padecem de incômodos digestivos após ingerir alimentos que antes lhes caíam maravilhosamente. Observem que tais incômodos são repentinos e não se associam a nenhuma causa em particular.

Por isso você deve se perguntar que situação está vivendo. Não se trata de saber o que você come, quanto come e com que frequência, mas que existem outros fatores que a influenciam sem que você se dê conta. Estamos nos referindo ao estresse contínuo e prolongado a que você pode estar submetida. Ele pode ser causado por nossos desejos e nossas preocupações, que podem afetá-la emocional e mentalmente: ser mais produtivas, alcançar nossos objetivos, cuidar de nossos filhos e familiares, ter estabilidade econômica e moradia, desfrutar de bem-estar físico.

E, ainda que você não acredite, seu sistema digestivo também sofre as consequências.

Outro aspecto que também se costuma esquecer é o **sono**. Temos dificuldade para dormir, despertamos ou sentimos que não descansamos o suficiente. Tudo isso se deve à nossa tendência a fazer as coisas rapidamente e a comer alimentos energeticamente densos. Quer dizer, ricos em açúcares e gorduras trans, pratos prontos e *fast-food*. Queremos poupar tempo e não gostamos de cozinhar.

Como resultado dessa alimentação, os parâmetros no sangue se alteram, especialmente os hormônios inflamatórios, o colesterol e a glicose. Além disso, aumenta a susceptibilidade às infecções e aos resfriados em razão das baixas das defesas do sistema imune. E em consequência disso podem aparecer alergias e enfermidades.

Também se nota um aumento no volume do abdome ao longo do dia. Podem aparecer refluxo, dor de barriga e gases. Tal aumento se produz por uma diminuição na secreção do ácido e das enzimas que facilitam a digestão da comida.

E, por fim, nossa energia diminui e nos sentimos cansadas.

Todo esse quadro de sintomas é produzido pelas substâncias geradas pelo estresse: o cortisol, a proteína C reativa (PCR) e as citocinas, que fazem com que seu organismo tenha que trabalhar em dobro para funcionar.

Descartadas as patologias, a principal causa de os alimentos lhe caírem mal é a alteração da microbiota intestinal.

Determinados nutrientes chegam intactos ao intestino grosso e por isso são fermentados pelas bactérias presentes em nosso intestino. Geram-se substâncias putrefacientes relacionadas ao aparecimento da diabetes e da obesidade, entre outras. Por esse motivo, nós lhe recomendamos consumir com moderação alimentos com um alto conteúdo de frutanos, galactanos, lactose, frutose, sorbitol, histamina e glúten. E prestar atenção ao modo como esses alimentos lhe caem quando você os introduz em sua dieta.

O glúten e a lactose requerem uma menção especial, por isso lhes dedicaremos uma seção à parte. Quanto aos demais elementos citados, vamos comentá-los em seguida.

Os frutanos são cadeias muito grandes de frutose, que possui uma capacidade de absorção limitada, por isso você deve evitar ingeri-los em grandes quantidades. Encontram-se no alho, na cebola, no alho-poró, nos aspargos, nas alcachofras, no funcho, na couve-flor, no repolho, nas couves-de-bruxelas, no repolho-roxo, nos brócolis, no trigo e no centeio.

A principal causa de os alimentos lhe caírem mal é a alteração da microbiota intestinal

Os galactanos são polímeros de galactose. As principais fontes são certos legumes (como feijões, grãos-de-bico e produtos de soja), couves-de-bruxelas, nozes e repolho.

A frutose é o açúcar natural das frutas; está presente também em algumas verduras e hortaliças e em outros produtos doces.

O sorbitol é um poliálcool utilizado nos produtos sem açúcar e em alguns produtos de higiene dental. Incluem-se todos aqueles que terminam em –*ol*, como manitol, xilitol, maltitol etc.

A histamina é uma molécula vital para o organismo, pois regula funções do estômago e atua como neurotransmissor no sistema nervoso. É produzida pelo organismo, mas está também presente em alguns alimentos. Quando seu sistema digestivo não pode assimilar nenhum nutriente, você se sente esquisita, não para de ganhar peso por mais dieta e exercício que faça, fica cansada ou tem enxaqueca, e uma possível causa disso pode ser a intolerância à histamina. Esta se encontra em alimentos como embutidos (presunto, mortadela, salame, chouriço), queijos (exceto o fresco de cabra ou ovelha), porco, defumados, peixe oleoso em conserva, produtos vegetais fermentados, soja e derivados, e em bebidas como o álcool, o café ou o chá.

O que você pode fazer para que as comidas não lhe caiam mal?

O mais importante e de prioridade máxima é ter bons hábitos de vida, como os seguintes:

- **Organize-se:** anote em sua agenda todas as tarefas pendentes, encontros, reuniões, viagens, celebrações... Você pode usar

uma cor diferente para cada uma se for de trabalho, lazer ou outros. Se for necessário, utilize algum aplicativo para que lhe envie um aviso.
- **Dedique ao menos quinze minutos para si mesma diariamente:** leia, ouça sua música favorita, tome um banho relaxante, dance.
- **Pratique ioga ou meditação:** concentre-se na respiração e tente não pensar em nada.
- **Faça exercício:** saia para dar um passeio, vá à academia, dance, corra...
- **Silencie seu celular:** enquanto relaxa, desative as notificações das redes sociais.
- **Tome seu tempo durante as refeições:** pratique comer devagar e mastigando cada garfada.
- **Evite que os alimentos lhe produzam sintomas:** ao menos durante duas semanas observe sua melhora ao não ingerir aqueles alimentos que lhe ocasionam incômodos.
- **Trinta minutos/uma hora antes de dormir:** coloque o celular no modo avião e evite a televisão, leia ou faça exercícios de relaxamento.

Também é verdade que há estômagos mais delicados que outros ou que se ressentem mais diante de certos alimentos. Por exemplo, frituras, empanados e embutidos são de difícil digestão por sua riqueza em gorduras saturadas. No entanto, às vezes há alimentos sadios como os que mencionamos anteriormente que nem sempre caem bem.

Alguns alimentos sadios podem levar seu estômago a fazer mais esforço do que o habitual. Se esse é seu caso, será bom para você conhecer o que explicaremos a seguir.

O ovo cozido lhe parece pesado?
Se o ovo cozido lhe cai mal, isso se deve ao fato de que a gema, que é onde se encontram as gorduras do ovo, está coalhada: por estar coagulada é muito mais difícil de digeri-la. Se opta por comê-lo cozido, não o ferva mais de quatro minutos e, sobretudo, mastigue-o muito bem. Opções mais leves e digestivas seriam cozê-los na chapa, em *cocote*, mexidos ou passados por água.

O suco de laranja lhe produz diarreia?

Essa fruta estimula o esvaziamento da vesícula biliar, por isso se você tomar um suco estando de jejum isso pode lhe causar um esvaziamento brusco, provocando náuseas, gases, peso e inclusive diarreia. A solução é fácil: não tome suco de laranja de jejum ou coma a laranja inteira ao final do café da manhã, com o estômago cheio.

Leve em conta também outras opções ricas em vitamina C para substituir a laranja: kiwi, morangos…

Os legumes lhe provocam gases?

Sua fibra solúvel ajuda a combater a prisão de ventre e diminuir o colesterol, mas têm o inconveniente de serem flatulentas, como já comentamos. Para evitar esse incômodo, deixe-os de molho por mais de oito horas, detenha a fervura na metade da cocção (retire-os do fogo alguns minutos) e refogue-os com especiarias como cominho, funcho ou anis-estrelado. Você pode também comê-los em purê.

A alface é pior à noite?

Sua celulose (fibra insolúvel) faz com que ela se revele difícil de digerir, sobretudo se ingerida no jantar. Se esse é o seu problema, não caia no erro de eliminar as saladas de sua dieta, já que consumir uma porção diária de vegetais crus é fundamental para sua saúde, e as saladas são uma boa forma de fazê-lo. À noite, substitua a alface por outro tipo de folhas, como agrião, rúcula ou alface-da-terra. Consuma-a ao meio-dia e sobretudo salive bastante e mastigue-a bem.

As couves a incham?

São anticâncer, mas podem se revelar flatulentas. Para suavizar esse efeito, você deve cozinhá-las bem e temperá-las com especiarias de efeito antiflatulento, como o cominho, o funcho ou a sálvia. Também é necessário que as mastigue devagar, salivando-as bem. E evite combiná-las com alimentos gordos.

O pepino a faz arrotar?

É refrescante, depurativo, diurético, laxante e muito leve, mas pode se revelar indigesto, além de retornar. Isso se deve à presença de substâncias amargas em sua casca que podem irritar as paredes do tubo digestivo. Retire a casca e as extremidades do pepino e deixe-o de molho em água fria. Consuma-o sempre no princípio da refeição.

Os alimentos picantes lhe dão queimações à noite?
A pimenta, o pimentão, a cúrcuma, a *guindilla*, o chile e o gengibre têm propriedades antioxidantes benéficas para sua saúde, mas também relaxam a pressão do óstio cárdico (válvula entre o esôfago e o estômago), o que favorece o retorno do ácido do estômago para o esôfago, dando lugar à irritação dessa zona. Ingira comidas picantes com moderação e sempre duas horas antes de ir dormir.

LEMBRE-SE

- Recorra a um profissional da saúde para descartar qualquer patologia.
- Escute seu corpo depois de cada refeição: ele lhe dirá se alguma coisa não vai bem.
- Descarte esse alimento suspeito pelo menos durante duas semanas e observe como se sente.
- Tenha bons hábitos de vida.
- Dedique tempo para si.

ORGANISMO ACIDIFICADO *VERSUS* ORGANISMO ALCALINO

A imensa maioria das doenças de hoje em dia tem a mesma origem: a acidificação do organismo e/ou sua desnutrição: desde as patologias neurodegenerativas até as musculares, passando pelas circulatórias, respiratórias ou digestivas, inclusive o câncer.

Um organismo acidificado é um organismo doente. E, se tem carência de nutrientes essenciais, não pode funcionar corretamente. **Essa situação dá lugar à grande maioria das doenças atuais.**

O fato de os médicos ignorarem isso os impede de ajudar seus pacientes. Muitas enfermidades nem sequer existiriam se praticássemos hábitos de vida (não só de alimentação, como veremos mais adiante) saudáveis.

O que faz com que nosso corpo adoeça?
- **Os traumas emocionais:** simplesmente porque somatizamos; muitas doenças têm essa origem e, se esse aspecto não é tratado, o doente não se recupera.
- **Disfunções do organismo no nível energético:** somos seres eletromagnéticos e o mar de frequências em que estamos imersos nos afeta, podendo inclusive danificar o DNA. Uma tempestade elétrica, viver perto de cabos de alta tensão ou estar com o celular sempre colado na orelha podem afetar nossa saúde.
- **A intoxicação do organismo:** com aditivos e substâncias químicas que nosso corpo não reconhece.
- **A desnutrição:** não se trata do quanto se come, mas sim do que e de como se come. Podemos comer muito e, não obstante, estar desnutridos.

O simples fato de viver gera resíduos. Se comemos, defecamos; se bebemos, urinamos; se respiramos, geramos dióxido de carbono..., e todos esses resíduos devem ser reciclados pelo ecossistema a fim de que voltem a ser úteis.

No nível celular acontece o mesmo, nosso organismo é um grande aquário móvel no qual vivem as células. Recordemos que somos 70% de água salgada (9,4 gramas de sal por litro de água), razão pela qual é fundamental que essa água se mantenha limpa, depurada e livre de toxinas e de agentes patógenos: vírus, bactérias, parasitas, metais pesados...

É óbvio que o organismo possui uma incrível capacidade de autorregulação, mas hoje em dia o grau de contaminação do ar, da água, dos alimentos, da roupa, do meio ambiente, e inclusive das pessoas, é tão elevado que é preciso ajudá-lo.

E como fazer isso?
Devemos evitar intoxicar o organismo para que ele não se acidifique e, se isso já ocorreu, precisamos desintoxicá-lo a fundo. As principais fontes de toxinas são:

- A própria atividade metabólica do organismo.
- Alimentos e bebidas como o café, o álcool, as gorduras saturadas e os carboidratos e/ou açúcares refinados.

- As substâncias químicas do entorno.
- Os fármacos.
- Os produtos sintéticos.
- O estresse.
- O fumo e as drogas.

Quanto aos sintomas de sobrecarga tóxica, poderíamos citar: retenção de líquidos, perda de reflexos, cansaço, irritabilidade, insônia/sonolência, incremento do limiar da dor, más digestões, gases, gosto ruim na boca...

Ao contrário, um corpo alcalino é um corpo sadio. Manter um corpo alcalino é questão de pH e de equilíbrio emocional. Para que estejamos sadias e desfrutemos de bem-estar físico, mental e emocional, nosso corpo necessita estar em equilíbrio interno.

É muito importante **manter o corpo alcalino** para prevenir afecções tão severas e comuns em nossos dias como as alergias, as doenças autoimunes e inclusive o câncer.

O sangue deve permanecer com um pH ligeiramente alcalino (entre 7,3-7); do contrário, as células adoecem. Por isso, o corpo fará o impossível para se manter nesse nível.

Não é só a alimentação que acidifica o sangue. Se você tem um estilo de vida dominado pelo estresse, as substâncias químicas, os pensamentos negativos e o sedentarismo, seu corpo deve trabalhar mais para conseguir uma condição interna estável. Todos esses fatores incidem diretamente em seu nível de pH.

A comida não é a única coisa que alimenta suas células. Você deve tratar de sua saúde de um ponto de vista mais amplo, considerando como alimentos primários suas próprias reações pessoais e suas emoções. Um sentimento negativo, como a tristeza, o ódio, o medo, os ciúmes, o estresse ou o cansaço extremo, pode lhe causar mais acidificação do que comer um bolo ou um hambúrguer num restaurante de *fast-food*.

Embora a alimentação não seja tudo, na hora de evitar que seu organismo se torne ácido demais, ela desempenha sem dúvida um papel-chave. Há alimentos que jogarão contra você e outros que contribuirão para que seu corpo se mantenha num estado mais alcalino.

Já comentamos que alimentos acidificam nosso sangue, passemos então agora a ver aqueles alimentos alcalificantes que contêm uma boa dose de nutrientes essenciais, como são a maioria das frutas e das verduras. Os melhores aliados para alcalinizar nosso sangue são as vitaminas verdes, os germinados, algumas sementes e os vegetais, sobretudo os de folha verde.

LEMBRE-SE
- Organismo acidificado é sinônimo de doença.
- Organismo alcalino é sinônimo de:
  — Comer bem.
  — Beber água.
  — Praticar atividade física.
  — Respirar profundamente.
  — Fazer amor.
  — Desfrutar de momentos de paz.
  — Sorrir.
  — Agradecer todos os dias.
  — Ser feliz! Porque cada pensamento, atitude e gesto contam.

GLÚTEN

Como você pode saber se deve ou não eliminar o glúten de sua dieta? Embora ela pareça estar na moda, a intolerância ao glúten é uma doença. O glúten é uma proteína que está presente em alguns cereais e em grande parte dos produtos processados. Se você sofre de doença celíaca, a dieta sem glúten é um tratamento necessário, mas, se não sofre, será que é bom retirar o glúten de seus cardápios diários?

O glúten é uma proteína que se encontra de forma natural no trigo e em suas variantes (kamut, sêmola e trigo-vermelho), no centeio e na cevada.

Até agora estivemos lhe aconselhando a consumir **alimentos** em vez de **produtos**, mas, se ainda assim você tem produtos em casa, é importante que dê uma olhada em sua despensa e veja quantos deles contêm glúten:

- Massa (todos os tipos de macarrão, como cabelo-de-anjo, espaguetes, penne...).
- Pão.
- Tortilhas de farinha.
- Biscoitos.
- Muffins.
- Bolos de pão.
- Tortas.
- Cereais.
- Biscoitos integrais.
- Cerveja.
- Molhos.
- Condimentos.
- Ketchup.
- Cubinhos para sopa.
- Farinha de pão.
- Alimentos fritos.
- Embutidos.
- Cereais.
- Batatas fritas.
- Chocolates.
- Café em cápsulas.
- Gelatina.
- Produtos moídos a granel.
- Leite ou iogurte em pó.
- Margarina.
- Queijos tratados.
- Sorvetes.
- Frutas desidratadas.
- Verduras pré-cozidas e desidratadas.

Como não é uma proteína indispensável para o corpo humano, podemos substituí-la por qualquer outra proteína animal ou vegetal. O inconveniente do glúten é que ele pode produzir três tipos de reações:

a doença celíaca, a sensibilidade não celíaca ao glúten e a alergia ao trigo. Más digestões, inchaço abdominal, peso, gases, diarreias... são sinais de que o glúten pode lhe cair mal.

Vamos considerar cada uma dessas três reações:

1. Doença celíaca

Essa doença autoimune e crônica se caracteriza por uma lesão da mucosa do intestino delgado que provoca uma atrofia de suas lanosidades, impedindo uma correta absorção dos nutrientes. Em algumas ocasiões não provoca nenhum sintoma, embora a anemia, a desnutrição, a perda de peso, a irritabilidade ou a dermatite, junto com os incômodos digestivos, costumem ser sinais de doença celíaca. Pode aparecer em qualquer idade e, uma vez diagnosticada, é necessário seguir uma dieta rigorosa sem glúten pela vida toda para tratá-la. Caso contrário, a longo prazo podem surgir consequências mais graves para o organismo.

Não há uma causa direta que provoque a doença, mas ter antecedentes familiares ou sofrer uma doença associada como diabetes tipo 1 pode predispor a sofrer de doença celíaca.

2. Sensibilidade não celíaca ao glúten

Os sintomas são muito parecidos com aqueles produzidos pela intolerância ao glúten, embora neste caso também ocorram manifestações extradigestivas, como alterações do comportamento, dores ósseas e articulares, câimbras, adormecimento das extremidades, perda de peso ou fadiga crônica.

Costuma ser mais frequente em mulheres entre 25 e 45 anos, e o diagnóstico não é nada fácil porque, embora os sintomas sejam muito parecidos aos da doença celíaca, não existem provas analíticas específicas para detectar essa sensibilidade. Por isso, para diagnosticá-la, a primeira coisa é descartar a doença celíaca e a alergia ao trigo mediante os testes pertinentes. Uma vez descartadas, experimenta-se com uma dieta sem glúten para observar se os sintomas desaparecem. Se a pessoa melhora, volta-se a introduzir o glúten para ver se há uma recaída. Se isso acontece, podemos afirmar que a pessoa é sensível ao glúten não celíaca e, evidentemente, deve seguir uma dieta livre de glúten.

3. Alergia ao trigo

Esta alergia acarreta uma resposta imunológica de hipersensibilidade imediata. Isto é, poucos minutos depois de ingerir o alimento, os sintomas da alergia se evidenciam de forma brusca. Pode aparecer em qualquer idade, mas afeta uma porcentagem muito pequena de pessoas. Os sintomas são vários, desde dor abdominal, diarreia, vômitos, rinite, conjuntivite e urticária, até reações de anafilaxia (reação alérgica muito grave que pode ser mortal). Evidentemente, o tratamento é seguir uma dieta livre de glúten.

Já vimos os alimentos que você deve evitar se é uma pessoa com problemas relacionados ao glúten. Nesse caso, deve substituir os cereais mencionados por alimentos livres de glúten, como o arroz, o milho, a quinoa, o trigo-sarraceno, o amaranto, a mandioca, as batatas e os legumes. E, obviamente, examinar muito bem os rótulos dos produtos processados.

E agora que já sabemos que reações o glúten pode provocar, a pergunta que você certamente está se fazendo é a seguinte: o glúten é bom para a saúde?

Muitos dizem que sim, outros muitos dizem que não, outros que evitá-lo sem necessidade é uma irresponsabilidade. Há muitas opiniões; em seguida está o que diz a **ciência**. A partir disso você pode tirar suas próprias conclusões.

Consumir glúten significa para muitas pessoas um estresse para suas defesas

Graças à invenção da agricultura, pela primeira vez o ser humano produziu seu próprio alimento, sem ter ideia do que é o glúten, do qual se falaria tanto muitos anos depois.

Ocorreu uma mudança nos hábitos de alimentação: passamos do homem caçador e coletor, que vivia um dia de cada vez, para o homem que cultivava seus próprios alimentos.

Estudos arqueológicos nos mostram o que aconteceu nas primeiras comunidades de agricultores em comparação com as de seus antepassados caçadores coletores.

- Um aumento de 50% de defeitos no esmalte associados a uma má nutrição.

- Multiplicaram-se por quatro os casos de anemia por deficiência de ferro.
- Três vezes mais lesões ósseas.
- Uma redução da altura média: enquanto a dos caçadores era de 1,80m, a dos agricultores era de 1,67m; em mulheres, passou de 1,67m para 1,50m.
- Aparecem as primeiras epidemias.

Afligido pelo crescente aumento da população, o ser humano avançou pouco a pouco rumo à segurança alimentar e **agora pagamos o preço desse êxito com a saúde.**

Vistos os dados arqueológicos sobre nossos antepassados, vejamos como o glúten afeta aquelas pessoas que não têm nenhuma patologia específica relacionada com essa proteína.

Ainda que a maior parte das pessoas possa tolerar e eliminar o glúten de maneira segura, ninguém é capaz de eliminá-lo totalmente. Em termos gerais, nossas enzimas digestivas são capazes de degradar as proteínas em elementos menores chamados peptídeos, que nos permitem absorver os componentes das proteínas um a um. Mas existe uma estranha proteína que nossas enzimas não podem degradar.

Essa proteína é o glúten; ela contém uma grande variedade de peptídeos que não podem ser digeridos e que podem estimular nosso sistema imune. De fato, nosso corpo pode perceber o glúten como um inimigo e reagir como se se tratasse de uma perigosa bactéria, gerando uma resposta inflamatória.

Consumir glúten significa para muitas pessoas um **estresse para suas defesas.**

Com isso não queremos dizer que o glúten por si mesmo provoca uma patologia, apenas que temos mais um fator inflamatório para controlar. A contaminação, uma infecção viral ou um ritmo de vida demasiado acelerado são também fatores inflamatórios a levar em conta.

Há estudos que mostram que pacientes com doenças digestivas, mas sem patologia celíaca, aumentam sua percepção da dor com consumo de apenas 60 gramas de glúten.

Que mais o glúten faz para sua saúde?
- O glúten aumenta o apetite, a faz comer mais do que necessita.
- O glúten a **inflama**; o corpo reage a essa ingestão ativando o sistema imune para se defender da agressão.
- O glúten **gera efeitos metabólicos** que favorecem a obesidade, como já comentamos, pois estimula a produção de substâncias pró-inflamatórias ao ativar o sistema imune. O corpo, ao perceber que se encontra num momento de perigo, deve poupar o máximo de energia possível. Por isso diminui o metabolismo basal (queima menos calorias), facilita o armazenamento de gorduras e reduz a percepção de saciedade após ter comido, coisas que se traduzem todas em quilos a mais.

Em geral, 90% dos alimentos naturais no mundo não contêm glúten, por isso você não deve pensar numa dieta restritiva. Como já vimos em capítulos anteriores, são muitos os pratos saborosos que você pode preparar com alimentos que a natureza nos fornece. No entanto, é preciso levar em conta que um alimento sem glúten pode ser contaminado por estar em contato com outros alimentos que o contenham ou por que se utilizam os mesmos utensílios para cozinhar e manipular uns e outros. É a chamada contaminação cruzada.

Contudo, se você não sabe como conseguir comer sem farinhas procedentes do trigo e de derivados, pão ou massa, deixamos algumas opções que lhe darão muitas ideias:

- Em vez de farinha de trigo, use farinha de amêndoas. Com ela você pode fazer todo tipo de pratos, tanto doces como salgados. Ou farinha de coco, se quer um sabor mais doce.
- Se gosta de espaguetes, você pode experimentar fazê-los de abobrinha, inhame, cenoura ou batata; têm um sabor ligeiramente neutro que combina com tudo.
- O pão de farinha de amêndoas é muito saboroso e pode ser consumido em qualquer momento do dia.
- Retirar o glúten de sua alimentação deve ser uma resposta para questões de saúde e bem-estar. Você não deve pensar que uma dieta livre de glúten serve para perder peso, porque não é assim.

LEMBRE-SE

- O trigo é um alimento muito moderno ao qual parece que nós, seres humanos, não nos adaptamos completamente.
- O trigo nos fez engordar e ficar mais deprimidos do que nunca.
- O glúten está presente em muitos dos produtos que temos em casa, pois é um espessante muito barato. Examine o rótulo de cada produto e siga nossa recomendação de comer alimentos de verdade.
- Ao comer sem glúten você pode sentir menos inchaço e peso, mas isso não é sinônimo de emagrecimento como resultado direto da retirada desse nutriente.

ALIMENTOS LÁCTEOS

Sem dúvida, um tema muito difícil de tratar no que se refere à nutrição — e que, além disso, dá lugar a uma grande quantidade de perguntas — é se o leite de procedência animal é prejudicial. Já foi dito de tudo sobre ele: que aumenta a porcentagem de gordura corporal, que nós seres humanos somos os únicos seres vivos que o tomamos depois do desmame, que não é aconselhável para curar diferentes patologias, que produz inflamação... Como sempre, vamos ver **o que diz a ciência** a esse respeito.

Por outro lado, é preciso levar em conta que não podemos tirar uma conclusão sobre um alimento com base em um único estudo, por mais bem feito que seja. Para isso, devemos considerar um grupo amplo de estudos em seu conjunto, de preferência a considerá-los em separado. Dessa forma, poderemos ver os pontos fortes e fracos de cada um deles.

Existem muitas polêmicas e controvérsias entre os diferentes estudos, mas todos eles concordam num ponto: no que ocorre quando tomamos leite. E você poderá tirar suas próprias conclusões a partir de suas sensações.

Os meios de comunicação e a indústria alimentar promovem ativamente uma dieta rica em alimentos lácteos para reduzir o risco de fraturas ósseas ou prevenir a osteoporose. A primeira coisa que você deve saber é que, para obter o cálcio de que seus ossos necessitam, não é necessário beber leite.

O leite contém 18 dos 22 nutrientes essenciais, inclusive cálcio, fósforo e vitamina D, todos eles de grande importância para nosso esqueleto. A absorção intestinal de tais nutrientes depende de nossa capacidade enzimática para digerir a lactose e transformá-la em D-glicose e D-galactose. E aqui reside o problema, pois muitas pessoas não podem absorver todos os nutrientes do leite, já que ele é uma das maiores intolerâncias em nossos dias.

Uma enzima em particular, a láctase, que produzimos no intestino delgado, é a responsável por degradar a lactose em açúcares simples — glicose e galactose — que são absorvidos pela mucosa intestinal e entram na corrente sanguínea. Essa enzima é necessária para os bebês, que obtêm toda a sua alimentação do leite, mas à medida que substituímos o leite por outros alimentos, nossa produção de láctase diminui, razão pela qual muitos adultos têm deficiência dessa enzima.

Se há deficiência de láctase, a lactose dos alimentos que consumimos se desloca até o cólon, em vez de ser processada e absorvida. No cólon, as bactérias comuns interagem com a lactose não digerida, o que provoca a presença de sinais e sintomas de intolerância à lactose.

A lactose é um dissacarídeo formado pela união de uma molécula de glicose e outra de galactose. É conhecida também como açúcar do leite. Nosso organismo é capaz de digeri-la graças à láctase, mas, como já lhe contamos, essa enzima tende a desaparecer com o passar dos anos e por isso na idade adulta muitas de nós não a toleramos bem.

De fato, muitas pessoas continuam sentindo inflamação ainda que já tenham retirado a lactose do leite, porque ocorre que há muitos alimentos que contêm lactose e nós não sabemos. Evidentemente, contêm lactose todos aqueles produtos derivados do leite de mamíferos (vaca, ovelha e cabra) e todos aqueles em que o leite é um ingrediente, como sorvetes, molhos, bombons, pudins... No entanto, há outro tipo de alimentos em que a presença desse nutriente não é tão evidente:

- Os **embutidos** contêm lactose, como os frios de porco, peru ou frango, tanto os que são vendidos fatiados como em peças; também o presunto cozido, a mortadela, as salsichas, o chouriço... Ela é utilizada para dar sabor e mascarar o sal.

- **A carne embalada**, os preparados cárneos de carne picada e os hambúrgueres levam lactose porque ela atua como conservante.
- Os **aperitivos**, como as batatas de pacote e as gomas, e as frutas secas com sabores especiais também contêm lactose.
- Os **chicletes sem açúcar**, caramelos e muitos outros produtos com poucas calorias levam lactitol E-966, um derivado da lactose que é usado como edulcorante.
- Os **pães embalados**, como os de forma, os de hambúrgueres e os de cachorro-quente levam lactose. Também alguns pães de forma multicereais, baguetes ou pães especiais.
- Muitos medicamentos contêm lactose como excipiente para a conservação de suas propriedades, como os anti-inflamatórios, os antibióticos, os anticoncepcionais e os antidepressivos, especialmente os comprimidos.

Cabe assinalar, além disso, que intolerância à lactose não é mesma coisa que alergia à proteína do leite. Uma pessoa com intolerância à lactose reage ante o açúcar presente no leite, mas em menor medida ante o leite já fermentado, como o queijo, *kefir* ou iogurte, já que no processo de fermentação as bactérias degradam a lactose em ácido láctico. Por isso nunca se deve confundir intolerância à lactose com alergia ao leite. Uma pessoa alérgica reage ante a proteína do leite, a caseína — não ante a lactose —, por isso não tolerará nenhum produto lácteo.

Então, são os alimentos lácteos imprescindíveis em nossa alimentação ou são um demônio?

Sempre nos inculcaram que é preciso beber leite, quanto mais melhor, para crescer sadias e fortes, mas atualmente sabemos que isso não é verdade. Os alimentos lácteos não eram imprescindíveis antes nem o são agora.

Não vamos dizer que os alimentos lácteos são prejudiciais, apenas pedir que você escute seu corpo e observe como se sente ao beber leite ou consumir todos esses produtos processados de que lhe falamos anteriormente. Se as sensações não são boas, você deve entender que pode se sentir bem sem esse tipo de alimentos. Se você sofre de digestão pesada, cólicas ou câimbras, gases, flatulências, diarreia, náuseas, vômitos ou inchaço abdominal, algo não está lhe caindo bem.

Merecem uma menção à parte os fermentados, como o iogurte e o *kefir*, que podem se revelar muito benéficos para nós por seu elevado número de enzimas — que ajudam o organismo a absorver nutrientes — e seu alto conteúdo em probióticos, bactérias que ajudam a restaurar a flora intestinal e o sistema digestivo e **melhoram o sistema imune.**

Não há alimentos imprescindíveis. Os nutrientes é que são necessários e insubstituíveis

Se, embora não tenha nenhuma intolerância ou sintomatologia, você decidir deixar de tomá-los por algum tempo para ver o que acontece em seu corpo, lhe damos algumas alternativas para manter seus ossos saudáveis.

O ideal é que você parta de uma dieta que forneça o máximo dos nutrientes necessários para a boa saúde de seu organismo. Se você deixa de consumir alimentos lácteos ou reduz sua ingestão por intolerância à lactose, por alergia à proteína do leite, porque não lhe caem bem ou por outros motivos, você pode compensar o fornecimento de cálcio com outros alimentos ricos nesse mineral.

1. **Verduras:** especialmente as de folha verde, como os espinafres, os brócolis, as couves, as acelgas, o alho-poró, o agrião, a couve-crespa ou a salsa, entre outras. Contêm uma quantidade apreciável de 100 a 200mg de cálcio por 100g.
2. **Peixes:** são muito interessantes as espécies pequenas, cujas espinhas consumimos, como as enchovas e as sardinhas; além disso, são fonte de vitamina D.
3. **Mariscos:** como os camarões, que nos fornecem 200mg de cálcio por cada 100g.
4. **Legumes:** sobretudo a soja, o tofu (um fermentado à base de soja que contém 250mg por 100mg), os grãos-de-bico (150mg por 100g) e as vagens.
5. **Frutas secas e sementes:** recomendamos um punhadinho de frutas secas por dia e sementes de sésamo para incrementar suas saladas: amêndoas (150mg/100g), pistaches (136mg/100g) ou sementes de sésamo (700mg por cada 100g).
6. **Algas:** algas como o wakame nos fornecem 150mg por 100g. Em caso de alterações da tireoide é necessário ter precaução com elas por seu alto conteúdo de iodo.

7. **Figos:** os figos desidratados também podem ser uma boa opção, pois nos fornecem 170mg por cada 100g.

Uma observação final: o cálcio é importante, mas não é o único fator para sua boa saúde óssea. A **vitamina D** contribui para a absorção intestinal do cálcio e para a manutenção dos níveis adequados em circulação. Além disso, a **vitamina K** também é importante para regular o funcionamento da osteocalcina, uma proteína que intervém na mineralização dos ossos. Essa vitamina está presente em verduras de folha verde, por isso você tem nelas um grande aliado. O magnésio é outro mineral importante para a saúde óssea, já que contribui para a regulação do metabolismo da **vitamina D** e para sua correta absorção no osso por meio da calcitonina, um hormônio secretado pela tireoide.

Outro aspecto importante é a ingestão de proteínas em sua justa medida, já que uma dieta insuficiente nesse nutriente repercute de forma negativa na saúde óssea e muscular.

A **atividade física** também é importante para a manutenção da massa óssea, embora não valha qualquer esporte. Para conservar os ossos fortes, recomendamos aqueles com um impacto controlado segundo a idade e a forma física (correr, trotar, andar...) e os exercícios de força.

LEMBRE-SE
- Não há alimentos imprescindíveis, e sim nutrientes imprescindíveis.
- Para sua saúde óssea, você não precisa apenas de cálcio.
- Os alimentos lácteos contêm bons nutrientes, se você os tolera bem.
- Escute o que seu corpo diz, há vida saudável mais além dos alimentos lácteos.
- Comer alimentos lácteos não assegura uma boa saúde óssea. Podemos conseguir ossos fortes com uma dieta rica em verduras e outros alimentos ricos em cálcio, exercício regular e evitando hábitos tóxicos como o álcool e o fumo.

CAFÉ E ÁLCOOL

Há alimentos que contêm vitaminas, antioxidantes e outros micronutrientes e macronutrientes que permitem a nossas células obter energia para levar a cabo as funções de nossos sistemas respiratório, digestivo, reprodutor, hormonal... Por outro lado, há alimentos que não fornecem nenhum nutriente, ou muito poucos, a nosso corpo para que ele possa funcionar corretamente. Esses alimentos nos roubam energia porque precisam ser processados e eliminados, são pobres em nutrientes e, geralmente, tóxicos e nocivos para nosso organismo.

Alguns desses alimentos são conhecidos como calorias vazias, pois a única coisa que fornecem ao corpo são calorias, açúcares, gorduras de má qualidade e substâncias químicas tóxicas como conservantes ou intensificadores de sabor, que nosso corpo não pode aproveitar para realizar suas funções e acaba armazenando sob a forma de tóxicos. Nesse grupo de alimentos que descarregam nossas baterias — se é que podem ser chamados de alimentos — encontram-se estimulantes como o **café** e o álcool.

O café é **altamente acidificante**, o que significa que, se nosso corpo não tivesse os mecanismos de regulação apropriados, nosso pH sanguíneo poderia descer abaixo de 7,3 (valor de pH neutro do sangue em estado normal) e dar lugar a uma acidose metabólica mortal. Assim, para evitar uma baixa do pH do sangue de nosso corpo, este tem que gastar uma grande quantidade de energia e de nutrientes essenciais como o cálcio (osteoporose) para evitar graves danos em tecidos e órgãos. Nessa tentativa de regular o pH, o corpo sacrifica células e tecidos que não considera vitais, como os dos ossos e rins.

O alto conteúdo de cafeína do café o converte num produto muito tóxico para o corpo, já que ativa um mecanismo de defesa do sistema imune que tem graves consequências em nossa saúde se ele é consumido de forma habitual.

Quando a cafeína entra no sangue, nosso sistema imune imediatamente é ativado. Ele a reconhece como uma substância tóxica e põe em marcha um mecanismo de defesa com o fim de eliminá-la. Estimula-se a glândula adrenal para que produza uma cascata de hormônios do estresse (cortisol, adrenalina e noradrenalina), hormônios que incrementam a frequência cardíaca, a pressão sanguínea, os níveis de glicose no sangue e promovem uma dilatação dos brônquios.

Todas essas reações proporcionam uma sensação de **aumento de energia no corpo,** quando na realidade é **só uma reação do sistema nervoso simpático,** que ativa a resposta do estresse (estimulação do metabolismo e ativação de todos os órgãos depurativos e de excreção) com o objetivo de eliminar quanto antes a cafeína do sangue.

A constante secreção de hormônios do estresse acaba debilitando os sistemas imune, nervoso e endócrino, e tudo isso provoca cansaço, insônia, irritabilidade, depressão e inclusive alterações digestivas e cardíacas.

O enfraquecimento do sistema imune fará com que o corpo tenha mais tendência a desenvolver doenças e infecções. Além disso, por estar debilitado, não poderá produzir aquela injeção de adrenalina e cortisol necessária para eliminar a cafeína. Consequentemente, acabará necessitando de uma dose maior desse tóxico para gerar a mesma sensação de aumento de energia que produzia no início, quando o corpo ainda não tinha perdido sua capacidade de reação diante desse tóxico.

> A constante secreção de hormônios do estresse acaba debilitando os sistemas imune, nervoso e endócrino

Neste ponto muitas pessoas viciadas na cafeína do café costumam nos dizer que ela já não as afeta e que podem dormir depois de tomar um café. Quando isso ocorre, é alarmante, pois significa que os sistemas imune e nervoso estão muito debilitados e não são capazes de fazer frente à toxicidade produzida pelo consumo regular de café. A cafeína não pode ser eliminada e se acumula no organismo em forma de tóxico.

Além disso, a cafeína **desidrata nosso corpo,** o que também é muito perigoso: nossas células cedem sua água ao sangue para eliminar essa toxina da corrente assim que possível. Essa desidratação altera todos os fluidos de nosso corpo, não só o sangue. Para lhe dar um exemplo, ela ataca a linfa, que é encarregada de eliminar resíduos do corpo, e a bile, que digere as gorduras e é crucial no processo de digestão. O espessamento da linfa dá lugar à inflamação dos vasos, gânglios e glândulas do sistema linfático, e o da bile pode originar pedras no fígado. Tudo isso reduzirá a capacidade do corpo de eliminar resíduos, assim como sua capacidade de fazer frente a infecções e outras enfermidades.

Existem opções substitutivas do café e tão simples como esta: uma maçã.

> **LEMBRE-SE**
>
> • O café descarrega suas pilhas, a maçã as recarrega.

E o que acontece com o álcool?

O álcool também acidifica o sangue, com o que se repete o mesmo processo que ocorre com o café. Porém, seu consumo habitual tem consequências muito mais graves.

O consumo de bebidas alcoólicas em reuniões sociais é muito frequente em vários lugares do mundo. Esse hábito apresenta consequências negativas para sua saúde devido às suas propriedades tóxicas e à dependência que produz. Seu consumo é um fator a destacar em mais de duzentas doenças e transtornos, e é a causa de mais de três milhões de mortes no mundo.

O álcool afeta nosso corpo ao provocar uma agressão fisiológica a nosso sistema metabólico e a nossos órgãos, em particular a um muito importante: nosso cérebro. Provoca mudanças de humor, porque nos sentimos contentes por um momento, mas com o tempo vamos perdendo a memória e outras capacidades mentais

No nível cardiovascular, pode aumentar a pressão sanguínea, resultando numa hipertensão. Também pode provocar danos em nosso coração, ao perder a capacidade de bombear sangue.

Quanto ao sistema digestivo, o mais grave é uma enfermidade que ataca o pâncreas de maneira muito severa e o fígado, um órgão que faz o que pode para limpar essa sobrecarga, que finalmente resulta numa hepatite que pode terminar numa cirrose que causa a morte.

Sem dúvida você ouviu mais de uma vez que um copo de vinho por dia é bom para a saúde. **O que há de certo nessa afirmação?**

A teoria que defende essa prática afirma que o vinho é uma fonte de antioxidantes. Entretanto, não se esqueça de que essa bebida contém álcool e gera efeitos nocivos em nosso organismo. Como lhe contamos, o álcool produz toxicidade em nosso fígado e seu consumo em excesso deteriora o funcionamento de outros órgãos.

O caso do vinho tinto é curioso porque ele é uma fonte polifenóis, substâncias que evitam o envelhecimento de nossas células. Esses benefícios tão interessantes para o organismo procedem, evidentemente, das uvas. Portanto podemos optar por outras variedades mais saudáveis e sem álcool que incluam tais nutrientes. E a melhor opção seria substituir um copo de vinho por mais uvas.

> **LEMBRE-SE**
>
> O café
> - Acidifica o sangue.
> - Deprime o sistema imune.
> - Produz uma falsa energia.
> - Desidrata.
> - Debilita o sistema digestivo.
> - Favorece a acumulação de toxinas.
> - Uma maçã carrega suas pilhas, um café as esgota.
>
> O mesmo acontece com o álcool
> - O álcool danifica seus órgãos.
> - Um copo de vinho por dia não é saudável.
> - Não beba vinho para obter os benefícios das uvas, coma-as.

EXERCÍCIO PRÁTICO

Escute seu corpo para melhorá-lo e para chegar àquele organismo alcalino de que falamos na seção anterior.

Para melhorar seu corpo, você precisa aprender a escutá-lo, isto é, sentir e perceber seus sinais internos, como a fome, a saciedade, a tensão muscular, o cansaço, a respiração... e saber interpretá-los corretamente. O problema é que raramente o escutamos.

Comemos sem ter fome ou nos exercitamos apesar de não estarmos bem. No lugar de confiar mais em nosso corpo, damos mais crédito ao que nos diz um aplicativo, uma dieta, ou a série de exercícios que nosso *personal trainer* nos indicou.

Quanto mais desenvolvermos essa habilidade para detectar nossos sinais internos, mais perto estaremos de alcançar esse estado completo de bem-estar físico, mental e emocional. O principal benefício de escutar nosso corpo é que isso nos leva a tomar decisões melhores nas áreas mais importantes de nossa saúde: a alimentação, a atividade física e as emoções.

Como qualquer habilidade, saber escutar seu corpo se aprende com a prática. Ainda que não seja fácil e demande tempo, é possível:

1. **Preste atenção a seus sinais internos de fome e de saciedade antes, durante e depois de comer.**
   a) Antes de comer: ao sentir o impulso de comer, faça uma pausa e procure sinais físicos de fome, como ruídos do estômago ou sensação de estômago vazio. Você sente esse tipo de sinais? Ou é algo mental, pensamentos que giram em torno de querer comer? Se você realmente sente fome, onde se encontra sua fome numa escala de 1 a 10?
   b) Durante a refeição: faça pausas ao longo da refeição e pergunte-se como se sente seu estômago: pesado? Leve? Posso deixar de comer e me sentir satisfeita? Na realidade, preciso continuar comendo?
   c) Depois de comer: preste atenção nas sensações de seu abdome e de seu estômago; usando uma escala de 1 a 10, analise como se sente saciada; espere alguns minutos e volte a avaliá-lo. As sensações mudaram?

2. **Preste atenção a como seu corpo responde a certos alimentos.**
   Alguns alimentos podem não convir a nosso corpo, mas não nos damos conta porque não prestamos atenção a como nos sentimos. Como seu corpo responde ao comer cereais integrais, legumes, leite de vaca, queijo? Você se sente inchada/inflamada, eles lhe dão gases, lhe aparece acne, você se sente sonolenta? Se você muda a quantidade de alimento, as sensações mudam ou desaparecem?

3. **Experimente um jejum de ao menos dezesseis horas para praticar.**
   O jejum em si não aumentará sua capacidade de escutar seu corpo, mas a ajudará a estar em contato com sensações físicas mais intensas que você raramente pode experimentar em um dia normal. Quanto mais variedade de sensações físicas você

experimentar, melhor as distinguirá e interpretará. Assim reconhecerá quando realmente estiver faminta: talvez o que você pensava que era fome não o fosse.

4. **Preste atenção a seu corpo antes, durante e depois da atividade física.**
    a) Antes da atividade: como você se sente, se ela lhe apetece, se está animada.
    b) Ao começar a atividade: pergunte-se se os exercícios lhe parecem mais difíceis do que o normal, mais fáceis ou como sempre; pergunte-se como sente seus músculos e suas articulações ao fazer os exercícios.
    c) Depois da atividade: como você se sente realmente? Animada ou esgotada?

5. **Preste atenção a seus níveis de energia ao longo do dia.**
   Nosso corpo pode estar nos pedindo um descanso ou nos dando permissão para desafiá-lo um pouco mais, mas muitas vezes nem o notamos. Em uma escala de 1 a 10, na qual 10 é "vamos tentar ganhar tudo", quais são seus níveis de energia quando desperta pela manhã? Como esses níveis mudam ao longo do dia? Que fatores (sono, estresse, trabalho, família, problemas...) podem estar afetando esses níveis?

6. **Faça varreduras corporais.**
   Procure um lugar em silêncio, sem interrupções. Pode ser qualquer lugar, e você só precisa de cinco minutos. Sente-se ou deite-se de costas com os braços ao lado do corpo e os pés estendidos. Não faça nada, apenas preste atenção em suas sensações. Sinta cada parte de seu corpo, começando da frente e do nariz e chegando até os dedos dos pés. Percorra seu corpo e descubra suas sensações. Assim você escaneará seu corpo passo a passo e sentirá:
   • Grau de tensão/relaxamento muscular.
   • Níveis de cansaço e de energia.
   • Sinais de fome e de saciedade.
   • Emoções e pensamentos ligados a essas sensações físicas.
   Concentre-se numa única coisa de cada vez.

7. **Preste atenção em seu corpo ao longo do dia.**
   Várias vezes ao dia, sinta seu corpo durante alguns momentos. Você pode se concentrar numa única sensação, como a de fome/saciedade em seu estômago ou sua tensão muscular. Pode fazer isso em qualquer lugar e em qualquer momento. A única coisa que deve fazer é centrar a atenção em seu corpo. Isso não deve lhe exigir muito tempo nem lhe custar, você deve apenas tomar consciência do que sente fisicamente.

É o momento de ser sua própria Sherlock Holmes

Ao pôr em prática as estratégias anteriores, procure padrões. Não julgue o que sente, nem tampouco se apresse a mudar algo imediatamente, apenas se dê conta do que experimenta. Faça isso com uma mente curiosa, nada mais.

Se quiser dar mais um passo, anote os padrões que descobriu num caderno. Você está fazendo observações que a ajudarão a se conhecer melhor e a tomar decisões melhores em benefício de seu corpo.

Seu corpo já conta com a sabedoria para melhorá-lo, agora é você que deve praticar para tomar as melhores decisões. Confie no fato de que **pode fazê-lo**.

Agora trate de praticar!

5. Livre-se das dietas

VIAGEM INTERIOR: REPROGRAMAÇÃO DE CRENÇAS, PENSAMENTOS E EMOÇÕES

Quantas vezes nos detemos um momento e prestamos atenção em nossos pensamentos, emoções e anseios? Pouquíssimas, não é verdade? E ocorre que toda mudança, toda transformação — inclusive externa —, deve começar a partir de dentro, compreendendo-nos e amando-nos tal como somos, deixando de lado todas as coisas negativas que talvez estejam nos rodeando e concentrando-nos só em escutar mais o nosso eu interior.

Mas a realidade é bem diferente. Muitas vezes, quando passamos por uma situação difícil, a primeira coisa que nos passa pela mente é uma carga de pensamentos negativos do tipo:

- "Por que isto teve de acontecer comigo?"
- "Agora como vou sair desta? Que se acabe já este tormento!"

Temos tendência a nos sentirmos vítimas do que nos acontece, culpando algo que se passa fora de nós porque não compreendemos que tudo o que vivemos é gerado internamente mediante as crenças limitantes (ainda que não saibamos conscientemente o que fizemos para criá-las).

> Descubra se sua mente é sua amiga ou sua inimiga. Que história está lhe contando?

As crenças limitantes são aquelas ideias e pensamentos que nos bloqueiam, que nos impedem de crescer como pessoas e alcançar nossas metas e desejos. São o que nossa mente entendeu como certo e tomou como "a lei", embora não corresponda à realidade, e permite que influa em nossa vida. A maioria dessas crenças ou hábitos limitantes provêm do que escutamos desde bebês em nossas famílias e de agentes educadores. Fomos desenvolvendo associações positivas e/ou negativas que vamos incorporando à nossa mente e que podem exercer um efeito tanto benéfico como limitante.

A **mente inconsciente** tende a aceitar e a armazenar a informação que recebe como uma verdade absoluta. Não há para ela um conceito correto ou incorreto, não há juízo em absoluto. Depois de terem sido programadas, nossas associações mentais funcionam de modo automático. Em alguns casos são crenças que escutamos a vida inteira e repetimos, sejam certas ou não; para nossa mente são "a lei" ou verdades irrefutáveis.

Porque nada é por acaso; o universo tem planos perfeitos para cada uma de nós. Tudo que acontece tem **um propósito de vida e um ensinamento**. E, para poder conhecer seu propósito vital, em primeiro lugar a convidamos a adentrar-se numa viagem rumo ao seu interior e a navegar pelas suas crenças e seus pensamentos para ver até que ponto você pode estar "hackeando" sua mente e deixar finalmente de se refugiar na comida.

Diante de qualquer dificuldade, repita: "Esta dificuldade é perfeita e necessária para mim." E a outra pergunta que não podemos deixar de fazer é: "O que esta dificuldade ou obstáculo veio me ensinar nestes momentos de minha vida?"

Qual foi a última vez que você se refugiou na comida? Por enquanto, pense na resposta e logo lhe diremos por que fizemos a pergunta.

Tanto nosso corpo como nossa própria mente são regulados pelo cérebro e todas as conexões que ele contém. O sistema nervoso é o encarregado de conduzir os sinais entre neurônios e coordenar assim todas as ações do corpo. O sistema nervoso humano pode ser dividido em duas grandes partes: o sistema nervoso central (SNC), formado pelo cérebro e pelos órgãos mais próximos dele, e o sistema nervoso periférico (SNP), constituído pelos nervos e pelos neurônios que se encontram fora do sistema nervoso central.

Nosso sistema nervoso central está dividido em três partes principais:

- **Sistema nervoso simpático:** encarrega-se de regular as respostas corporais de ativação; a glândula suprarrenal libera adrenalina por toda a nossa corrente sanguínea, dilata as pupilas, acelera a frequência cardíaca, abre as vias respiratórias para que aumente o oxigênio no sangue, inibe o sistema digestivo para concentrar

esforços na tarefa de ataque/fuga, mantém o tônus muscular e estimula o orgasmo.
- **Sistema nervoso parassimpático:** é responsável pelo retorno ao estado de equilíbrio e conservação depois da ativação do sistema nervoso simpático, e suas funções principais são: a constrição da pupila, a redução do volume dos pulmões, a diminuição da frequência cardíaca, a estimulação do sistema digestivo, o relaxamento muscular e a estimulação da excitação sexual.
- **Sistema nervoso entérico (também conhecido como "o segundo cérebro"):** é o menos conhecido dos três e se encarrega de gerar respostas emocionais a partir da secreção de neurotransmissores como a serotonina, a dopamina e os opioides endógenos. Graças a esse sistema, entendemos melhor a relação entre os neurotransmissores e as emoções.

Quando temos determinados pensamentos que nos estressam, automaticamente é ativado o sistema nervoso simpático (SNS), o sistema que nos ajuda a sobreviver. Nesse momento, nosso cérebro ativa a ordem de que detectou um perigo real ou imaginário (ou porque você encontrou um leão na selva ou porque pensa que "não está à altura", por exemplo).

Quando nosso cérebro detecta uma ameaça à nossa sobrevivência, ativa e envia sinais para nosso sistema nervoso simpático e para todas as células para que nos ajudem a sobreviver, com consequências imediatas:

- Paralisa-se nossa digestão.
- São desregulados nossos hormônios do apetite (a leptina e a grelina são os hormônios encarregados de detectar os sinais de fome e de saciedade), que se desconectam momentaneamente e ficam inabilitados.
- Nosso corpo se inflama.
- Nosso metabolismo armazena gordura e não gera músculo.

Inconscientemente, isso não só nos **impede de emagrecer**, como nos fatigamos e ficamos mais propensas a adoecer.

Isso significa que, ainda que queiramos comer de forma mais inteligente e saudável, será muito difícil ver os resultados a curto ou médio prazo, já que não temos um filtro que nos indique até que ponto nos sentimos saciadas. A consequência imediata será comer de forma compulsiva, voraz, sem filtros e ingerindo quantidades superabundantes de comida.

Quando comemos sem a necessidade de "nos nutrir", não estamos cumprindo a função natural de nos alimentarmos, e sim comendo no nível emocional para saciar "vazios". Esse é um comportamento que nos ocasiona sentimento de culpa, um ingrediente "extra" que pode nos provocar uma autêntica tortura mental: por exemplo, por que comi algo, por que não tenho força de vontade, por que apesar de me ver "gorda" continuo comendo sem parar, por que não tenho controle... e uma longa lista de porquês que nos invadem e interferem de maneira significativa em nosso estado de ânimo, autoestima e capacidade pessoal.

Essa culpabilidade reativa nosso sistema nervoso simpático e voltamos a cair de forma inconsciente num círculo vicioso em que todo o nosso metabolismo se desorganiza e voltam a aumentar o nível de estresse e a secreção de cortisol.

O estresse é uma resposta defensiva do corpo a estímulos externos (ameaças e mudanças). A principal meta de nosso cérebro não é que sejamos felizes nem exitosos, e sim que possamos **sobreviver**. O estresse é uma resposta natural baseada na incerteza: não sabemos o que vai acontecer.

Felizmente, o novo enfoque da psicologia da alimentação está revolucionando a maneira como entendemos a conexão entre nossas emoções, nossa digestão, nosso peso e nosso metabolismo. E, sim, podemos aprender a "hackear" nossa mente para voltar a conectá-la com um estado de relaxamento (e ativar nosso sistema nervoso parassimpático) e ativar nossas funções vitais para pôr em marcha nosso organismo para que de maneira natural vá se desfazendo do excesso de quilos que sentimos que "não nos pertencem".

RELAÇÃO SADIA E POSITIVA COM O NOSSO CORPO E A COMIDA

Sua vozinha interior não a deixa emagrecer e está bloqueando-a?

Você se dá conta do enorme poder que tem seu diálogo interior, das conversas que você tem consigo mesma desde que se levanta até que se deita?

Alimente-se para nutrir seu corpo. Exercite-se para ficar saudável, não para ficar magra

Parecem-lhe familiares mensagens internas como estas?

- Sempre fui gordinha.
- Sou boa de garfo.
- Não me lembro de minha vida sem dietas.
- Comer de maneira saudável é chato.
- Até a água me engorda.
- Tenho um metabolismo lento.
- Emagreço, mas logo recupero o peso.
- Eu sou assim, minha família é gorda.
- Quando começo a comer, me custa parar.
- Serei feliz quando emagrecer.
- Não tenho força de vontade.
- Me canso e me desmotivo rapidamente.
- Não gosto de fazer esporte.
- Não tenho tempo para me cuidar.

E um longo *et cetera*. Se você tem conversas desse tipo consigo mesma e com seu entorno, com que tipo de energia e de sentimento você está se alimentando?

Não podemos obter os resultados que desejamos se nossos pensamentos, nosso diálogo interior, nossas conversas e nossa energia vão em sentido contrário à nossa essência e ao que queremos realmente conseguir.

Tudo se origina em nossa mente e é por aí que temos que começar, para ver que programas, crenças e pensamentos temos e quais nos ajudam não só a nos livrar do peso excessivo, mas a conseguir um estilo de vida saudável e uma relação harmônica com a comida, com o nosso corpo e com nós mesmas.

Imagine que nossa mente fosse um *iceberg*; a parte que se vê na superfície seria nossa mente consciente, que representa 5% do total. Aí estaria tudo que mostramos para o mundo. E a parte oculta, o que não se vê? Seria nossa mente inconsciente, que representa os 95% restantes. Nosso subconsciente é milhões de vezes mais poderoso que nosso consciente.

Vamos nos aprofundar nisso: mais de 90% de nossas ações e hábitos diários são inconscientes e vão se formando desde que nascemos até os sete anos. E o mais interessante, nossa relação com o alimento (tanto físico como emocional) começa desde que somos bebês, e por isso há uma infinidade de crenças associadas à nossa relação com a comida, nossa autoestima, nosso corpo e nosso peso que se formaram em nossos primeiros anos de vida e que ainda conservamos sem as questionar, porque são inconscientes. E muitas delas são nocivas, limitantes e até hoje nos criam autênticos bloqueios para conseguir alcançar nossos objetivos.

A primeira premissa que vamos ter presente e praticar diariamente como um mantra (em sânscrito, *man* significa "mente" e *tra*, "libertação") é: "Não se preocupe: ocupe-se." O mais importante é tomar consciência de nossas crenças inconscientes e de nossa programação mental. Dessa forma poderemos mudá-las e nos desfazer de todas as cargas que nos impedem de ter uma boa relação com a comida e um peso saudável.

Você não poderá mudar nada do subconsciente sem passar antes pelo consciente, por isso deve começar tomando consciência de seus bloqueios e das crenças que existem por trás de seus comportamentos mais prejudiciais e autodestrutivos.

Estes são os três bloqueios inconscientes a levar em conta:

1. **A programação verbal:** o que lhe disseram acerca de quem você é e o que você se diz.
2. **Suas referências:** o que lhe diziam seus cuidadores (pais, tutores e pessoas importantes nos primeiros anos de vida).
3. **Situações específicas vividas com afeto:** aqueles acontecimentos reais ou imaginários vividos com intensidade (perdas, falta de carinho, carências afetivas) e que ficaram gravados em você como uma ferida emocional.

E se soubesse que há "algo" que depende de você e que pode mudar seu corpo e sua vida, lhe daria atenção?

Claro que sim! Estamos falando de seus **programas mentais, suas crenças, seus pensamentos e seus sentimentos.**

Quando você se propõe a alcançar um objetivo como o de emagrecer ou conseguir um peso saudável e mantê-lo, há muitíssimas crenças ao redor desse objetivo que são autênticos bloqueios para alcançá-lo.

Pergunte-se primeiro por que deseja emagrecer: a grande maioria poderia responder "porque estou gorda, porque não gosto de meu corpo, porque tenho 'pneus', porque as roupas não me caem bem ou ficam apertadas". Ou "porque o médico disse que eu devia, ou eu mesma, ou minha mãe, ou meu companheiro, ou porque meus joelhos doem por causa do peso ou porque estou chegando aos quarenta ou cinquenta anos e, quanto mais velha estiver, mais dificuldade terei para me livrar de quilos a mais".

Quando nos propomos a emagrecer, temos tendência a nos concentrar naquilo de que NÃO gostamos, no que NÃO temos e no que nos falta. Em suma, no que NÃO queremos.

Lembre-se de que seu **foco** vai para onde vai a sua **energia**. Você sofre porque não lhe agrada o que vê (sua imagem), pelo que você tem (esses quilos a mais) e pelo que ainda não tem (o corpo ou os quilos que projetou ter para se sentir feliz). Esse é o seu foco? E, se for assim, pergunte-se: como é a sua energia?

A única causa de seu sofrimento são seus pensamentos destrutivos, limitantes e disfuncionais, essa voz interior que ocupa sua mente e não a deixa avançar. Se você pensa no negativo, em tudo de que não gosta, sua mente estará dispersa entre tanta confusão que você viverá imersa em tormentas emocionais que a "hackearão" constantemente e farão com que você perca o foco principal de sua essência.

Portanto, um dos maiores problemas que **todas** nós temos é aprender a deixar ir e largar o passado, os maus hábitos, as relações tóxicas, os traumas, as culpas e uma longa lista de situações em que podemos nos sentir aprisionadas.

Às vezes, nos tornamos "viciadas" e nos aferramos ao que vivemos, e isso prejudica nossa qualidade de vida. Temos dificuldade para nos perdoar, deixar de nos julgar, não nos fazermos de vítimas.

Gostaríamos de nos libertar dessa situação e nos abrir para novas possibilidades de vida, e dar boas-vindas ao bom, mas como deixar ir embora aquilo que não nos permite viver e aprender a nos desprender do sobrepeso emocional?

Não é uma tarefa fácil, mas estas dicas podem ajudá-la; repita-as para si mesma quantas vezes for necessário e pouco a pouco aprenderá a soltar o que a retém e a prejudica:

1. **Identifique os benefícios secundários:** você deve identificar o que ganha ao se aferrar a algo. Talvez esteja evitando tornar-se responsável pela sua vida e tomar decisões. É possível que você se dê conta de que se sente tranquila em sua zona de conforto.
2. **Aprenda a se perdoar:** pense que, em seu momento, você fez o melhor que podia. Simplesmente reconheça-o, peça-se perdão; assim você poderá avançar.
3. **Ponha um ponto final:** feche o ciclo, despeça-se da situação e finalize-a. Reviver, recordar ou continuar em contato com quem nos prejudicou não nos permite curar a ferida. Diga adeus.
4. **Agradeça:** as situações difíceis a fazem crescer e aprender. Quer a experiência tenha sido boa ou ruim, agradeça-a. Tudo que aconteceu na sua vida a fez ser a pessoa que você é hoje. Haverá vezes em que você sentirá que já está 100% e voltará a "fraquejar"; o importante aqui não é quantas vezes você caiu, mas sim que sempre se levante e volte a tentar.

PRAZER: O INGREDIENTE IMPRESCINDÍVEL QUE NÃO PODE FALTAR EM SUA VIDA

Seu mundo exterior é um reflexo de seu mundo interior. Como é dentro, é fora. O que você crê, você cria

Uma confissão: no fim do dia, o que nosso corpo está buscando é esse prazer tão almejado e poder mergulhar num estado de relaxamento. Depois de um longo dia de trabalho, buscamos praticar alguma atividade que talvez nos proporcione o mesmo prazer que neuroassociamos ao prazer da comida: nos mimar com uma boa massagem, ler um bom livro, ver uma série, tomar um banho de água quente como se estivéssemos num *spa*... Buscamos "algo" que nos forneça um nível de prazer equiparável ao que sentimos quando comemos.

A primeira grande distorção cognitiva que associamos é que só obteremos prazer comendo, e, sim, o que podemos experimentar pode ser um "prazer imediato", mas em seguida buscamos nos saciar com "mais e mais", e com isso ficamos vazias de "algo que nos falta" e o compensamos abrindo a geladeira e os armários da cozinha e comendo "sem experimentar prazer". Sonha com isso?

O que acontece quando nossas crenças acerca da comida e do prazer nos limitam?

Podemos cair na armadilha de fazer uma dieta porque queremos perder peso e deixar de experimentar a **vitamina P** (de **prazer**), seja porque nos limitaram a comida ou porque temos a falsa crença de que devemos comer só comida insípida e monótona para obter determinados resultados de peso. E aqui entra o famoso sistema de crenças, que também nos engorda, porque todas as crenças falsas que temos a respeito da comida nos provocam um excesso de armazenamento de gordura.

Se não estamos de dieta, podemos cair na tentação de devorar *fast-food*, comportamento que tampouco é prazeroso para o corpo.

É preciso acabar com a crença de que o prazer é comer de tudo e na quantidade que queiramos. Aquilo que prejudica nosso corpo não fornece vitamina P; deixemos de crer que para obter prazer temos de comer o bolo inteiro: fazê-lo pode nos gerar gastrite, inflamações, indigestões e uma lista de alterações nada prazerosas nem saudáveis.

Outro aspecto a levar em conta é nossa atitude diante da vida: sentimos que não damos conta de tudo, vamos correndo, pensamos que temos tudo programado e sob controle. Inclusive praticamos exercício físico (e talvez a ideia nem nos agrade, já que só pensamos que nos ajudará a queimar calorias e, portanto, a emagrecer); comemos rápido e com angústia porque não temos tempo para desfrutar da comida, o que faz nossa absorção de nutrientes diminuir de 40% a 60%.

Em nosso dia a dia, esse nível de estresse nos tornará menos produtivas em nosso trabalho, não estaremos presentes no **aqui e agora** (*mindfulness*), já que "nossa cabecinha" estará cheia de cortisol e dispersa. Tampouco nos concentraremos em nossas relações, pois estaremos pensando em outras coisas, "como se estivéssemos na Lua". A bola do estresse vai crescer e vamos nos enredar cada vez mais em crenças e pensamentos irracionais que, finalmente, não nos deixarão espaço mental para introduzir a tão necessária **vitamina P**. Muitas pessoas se sentem aprisionadas nesse círculo vicioso e, literalmente, ficam presas nesse *looping* negativo.

Quanto mais prazer você tiver em sua vida, menos dependerá da comida.

Vamos compartilhar com você os benefícios de incluir o prazer em seus planos de alimentação e em sua vida. E por prazer nos referimos a comer alimentos nutritivos de que você goste muito e, ao mesmo tempo, realizar em sua vida diária atividades que a façam feliz.

Benefícios de comer com prazer
- Você mantém seu metabolismo ativado.
- Sua digestão funciona de forma saudável.
- Seu sistema nervoso parassimpático é ativado; portanto, você fica num estado de relaxamento.
- Você regula as sensações de fome e de saciedade, e assim precisa ingerir menos comida.
- Você assimila melhor os nutrientes.
- Você come de forma natural.
- Você perde peso.
- Você regula o hormônio do cortisol.
- Você diminui a ansiedade por comer.
- Você come mais devagar.
- Você tem uma atitude compassiva em relação a si mesma.
- Você incrementa a produção de dopamina (hormônio que gera bem-estar).

Efeitos adversos de comer sem prazer
- Seu metabolismo se desativa ou se paralisa.
- Sua digestão se bloqueia e não funciona.
- Você ativa seu sistema nervoso simpático, portanto fica num estado de estresse inconsciente.
- Você tem um apetite desregulado, de forma que precisa de mais comida.
- Você não absorve bem os nutrientes.
- Você come de forma alterada.
- Você acumula gordura.
- Sua ansiedade por comer aumenta.
- Você come mais rápido
- Você se autocastiga.
- Diminui sua produção de dopamina, e você experimenta menos bem-estar.

COMO ATIVAR O PODER METABÓLICO DE NOSSO CÉREBRO

Você se lembra daquelas vezes em que se pôs de dieta e fez exercício físico, e acreditava "que estava fazendo tudo certo" para perder peso e **nada aconteceu**? Nem um grama, nem um quilo perdido! Bom, "nada" é maneira de dizer. Alguma coisa acontece: você entra numa ansiedade irrefreável, quer comer tudo que põem na sua frente (até o biscoito mais insípido) e, finalmente, se dá por vencida, come, se sente culpada e diz para si mesma "começo na próxima segunda-feira" (e já estamos na terça!).

Mas você não tem um problema de força de vontade! Claramente alguma coisa não está funcionando com as ferramentas que utilizou para perder peso porque a mesma coisa acontece com 95% das pessoas que se põem de dieta. Você não é a única e não é culpa sua.

Temos razão para nos sentirmos tão frustradas e irritadas com nosso corpo, já que estamos fartas de vê-lo não fazer o que queremos que faça. Não seria incrível aprender o que é que estamos fazendo mal e que hábitos e comportamentos estão nos impedindo de perder peso?

Em nossa opinião, um dos motivos para que nossas ferramentas para perder peso não tenham funcionado durante décadas é que não estamos levando em conta **tudo o que somos como comedoras**.

Somos seres complexos e algo mais que simples calorias que entram e saem. Não somos uma regra matemática de somas e subtrações. A regra "coma menos, faça mais exercícios" não resolve os problemas de sobrepeso e de enfermidades crônicas que enfrentamos na atualidade.

Somos mais do que a soma do que consumimos e do que queimamos. Temos um metabolismo emocional, isto é, somos seres com histórias, medos, sonhos, experiências, tristezas, traumas, luzes e obscuridade.

> Mudo EU. Mudo minha relação com a comida. Mudo minha relação com a vida

Há muitos fatores **que não têm nada a ver com o que comemos** e têm um impacto profundo sobre nosso metabolismo e nossa capacidade de perder peso. Isso mesmo. O que você intuiu durante tanto tempo está certo: o que você crê acerca do que come é igual ou mais importante do que o que você come.

Assim, se você acredita que um pedaço de bolo vai engordá-la, terá toda razão: você engordará porque mentalmente já projetou que será assim. Constantemente fazemos julgamentos sobre nós mesmas e sobre os outros, mas você sabe que efeito têm realmente essas neuroassociações negativas? A verdade é que essas neuroassociações podem condicionar muito nosso comportamento e acabamos por fazer aquilo que tanto tememos: **trata-se das profecias autorrealizadas e do efeito Pigmalião.**

As profecias autorrealizadas são todos aqueles pensamentos preditivos que as pessoas têm e que, uma vez surgidos, se convertem com muita probabilidade na causa de acabarmos realizando a expectativa gerada. Isto é, se, por exemplo, pensamos que seremos reprovadas num exame, vamos prestar menos atenção ao conteúdo e dedicar cada vez menos tempo aos estudo, e por isso acabaremos sendo reprovadas. Por outro lado, se nossa expectativa é positiva, poremos mais empenho sem nos dar conta, e aumentaremos nossa probabilidade de êxito.

Por sua vez, ainda que esteja relacionado com a profecia autorrealizada, o **efeito Pigmalião** faz referência a crenças que temos sobre o comportamento ou o desempenho dos outros. Assim, o que pensamos acaba condicionando o modo como a outra pessoa atua e, portanto, cumprindo nossas expectativas.

Além disso, o modo como nos sentimos no dia a dia pode nos afetar, seja positiva ou negativamente, na forma como assimilamos os nutrientes que ingerimos e armazenamos ou no modo como queimamos a gordura.

E não, não é pela lei da atração nem nada desse gênero. Há uma razão científica perfeitamente lógica que explica por que o que você crê, sente e pensa tem um impacto direto na maneira como assimila, digere e queima calorias.

Mesmo quando você acredita que está fazendo todo o possível para perder peso, sem querer pode estar programando sua mente de maneira inconsciente, de forma que, lamentavelmente, obtém o efeito contrário.

Para que você possa gerir seu metabolismo, compartilharemos com você as principais dicas que ninguém lhe contou até agora e que a ajudarão a começar a transformar seu metabolismo de dentro para fora para sempre.

DICA 1 # APRENDA A GERIR O HORMÔNIO QUE ARMAZENA GORDURA, CONHECIDO COMO CORTISOL

Quando estamos estressadas, nosso corpo produz cortisol, um hormônio muito importante que tem o poder de regular e desregular nosso metabolismo.

Secretado em excesso (por causa de um pico de estresse e da ativação de crenças irracionais — quando sentimos que não gostamos de nós, nos vemos gordas, frustradas, tristes, quando sentimos asco de nós mesmas), esse hormônio programa nosso corpo para que armazene gordura e não desenvolva músculo.

Trata-se de um brilhante mecanismo de defesa, mas, como explicamos, nosso cérebro não distingue entre o estresse real e o imaginário. Portanto, ainda que nada ameace nossa sobrevivência, podemos estar submetidas a um estresse que pode estar nos condicionando a acumular quilos a mais.

Ao contrário, a reparação ou regeneração de órgãos, músculos e tecidos tem lugar sobretudo quando nos encontramos num **estado fisiológico de relaxamento**. Sim, isto quer dizer que queimamos calorias de forma mais eficiente quando estamos relaxadas do que quando nos sentimos estressadas.

Quando você está gostando de quem é, não sente medo e, portanto, gera confiança e aproveita sua vida. Esse estado de bem-estar acarreta que seu corpo vá entrando de forma natural num estado fisiológico de relaxamento em que você queima calorias sem ter consciência.

Incrível, não?

Para diminuir os efeitos do cortisol, nós a estimulamos a incorporar sessões de relaxamento à sua vida diária:

- Você pode fazer exercícios de respiração depois das refeições.
- Pode praticar aromaterapia com óleos essenciais em casa ou no lugar de trabalho, onde passa mais horas por dia. Utilize uma mistura de lavanda (antiansiedade), mexerica (efeito calmante) e bergamota (efeito relaxante).
- Deleite-se com um banho de água quente para relaxar os músculos antes de se deitar.

DICA 2 # INCORPORE A VITAMINA P A SEU DIA A DIA

Não é de estranhar que as dietas completamente destituídas de prazer sejam entediantes, elas são insuportáveis! Lembre-se de que você não tem um problema de vontade: o que está se esforçando para fazer é **antivida**. Tentar perder peso limitando o prazer é como tentar parar de fumar deixando de respirar. É impossível.

Nossa relação com a comida e com o peso não é mais do que um reflexo de nossa relação com a vida. Quem você acredita que poderá perder peso mais facilmente: uma pessoa alegre, otimista, que desfruta de seu corpo e de sua vida, ou uma pessoa deprimida, negativa, que odeia seu corpo e sua vida?

Não precisamos ser especialistas para intuir que uma pessoa alegre que desfruta da vida será mais propensa a emagrecer.

A vitamina P estimula a produção de endorfinas, os hormônios mundialmente reconhecidos como os "hormônios da felicidade". Curiosamente, entre muitas de suas funções está a de estimular a mobilização das gorduras.

Por isso, incorporar atividades prazerosas à sua vida diária, assim como alimentos deliciosos que lhe proporcionem prazer, a ajuda a acelerar o metabolismo e, consequentemente, a queimar gordura e perder quilos.

Talvez comer um pedacinho de chocolate amargo depois da refeição, ler um bom livro antes de dormir ou proporcionar-se uma boa massagem relaxante ao fim de uma semana árdua lhe gere uma boa dose de vitamina do prazer que a ajudará a regular o metabolismo.

O prazer tem um impacto metabólico muito poderoso. Quando você introduz a vitamina do prazer em sua vida, gera um estado de relaxamento ótimo que lhe permite emagrecer e livrar-se do sobrepeso emocional.

DICA 3 # SEU "PROBLEMA" NÃO TEM NADA A VER COM A COMIDA

A grande maioria das pessoas comenta conosco que tem um grave problema porque não consegue emagrecer e acredita que carece de força de vontade.

Não podem estar mais longe da realidade. Atrevemo-nos a afirmar que 95% das pessoas com dificuldades para perder peso realmente não têm nenhum problema com a comida. Como já mencionamos, nossa relação com o peso e o corpo é um reflexo de nossa relação com a vida.

O sobrepeso não é mais do que um mensageiro. O problema é que não o estamos escutando! Se ignoramos a mensagem e tratamos de ocultá-la com dietas, comprimidos, cirurgias e outras coisas, o mensageiro regressará! Fazer dieta para perder peso equivaleria à seguinte metáfora: "Sua conta de luz chega e não lhe agrada a quantidade de dinheiro que você deve pagar, por isso decide ignorá-la e a joga no lixo. O que acontecerá no mês seguinte? A conta de luz voltará a chegar, certamente com cobranças extras. Se você decide voltar a ignorá-la, pode ser que acabem cortando a sua luz.

A mensagem desta metáfora é que você tem uma dívida pendente que é preciso pagar. Ocorre o mesmo com o **sobrepeso**. Ele tem uma mensagem para você. Mas, se você a ignora com dietas e comprimidos para emagrecer, o sobrepeso regressará e com muita probabilidade acompanhado do famoso "efeito rebote".

No caso do sobrepeso, qual é a mensagem que o corpo está tentando transmitir? Se verdadeiramente você tem peso a perder e esses quilos estão aferrados a seu corpo, considere o seguinte: a que outros aspectos de sua vida você está se aferrando?

Se seu corpo resiste a "deixar ir" esses quilos a mais, é possível que lhe esteja custando deixar para trás aspectos de sua vida de que você já não necessita: uma relação tóxica, uma crença que lhe faz mal, um alimento ao qual você é intolerante ou alérgica. Talvez lhe custe desprender-se de alguma emoção que você retém, como o rancor, o ressentimento, o desamor, a aversão ou a indiferença.

Concentre-se em ser uma pessoa melhor, não em ficar mais magra.

Na medida em que você aprenda a deixar ir ou tirar de sua vida tudo o que não lhe serve, seu corpo irá se desprendendo dos quilos de que você já não necessita.

Lembre que sua saúde e seu metabolismo são um **reflexo** direto da relação que você tem a vida.

DICAS MOTIVACIONAIS PARA A REPROGRAMAÇÃO MENTAL (EXERCÍCIO PRÁTICO)

A estratégia mais poderosa para perder peso sem dietas nem rebotes é começar **a amar seu corpo tal e como ele é hoje**.

A mudança que você busca começa em seu interior

Motivos para amar seu corpo

- Você ativará seu metabolismo e queimará gordura facilmente. Quando não amamos nosso corpo, este o interpreta como um ataque automático, uma ameaça, e a primeira coisa que faz é se defender acumulando gordura.
- Você melhorará automaticamente sua digestão e fortalecerá seu sistema imune, porque quando seu corpo se encontra nesse estado de estresse crônico o sistema digestivo se altera e debilita as funções metabólicas associadas.
- Você se sentirá mais sexy e atraente. É muito mais interessante ver uma mulher segura de si e de seu corpo do que uma mulher obcecada por perder peso.
- Você tirará peso de cima de si, física e emocionalmente. Quando começar a se amar, relaxará e se sentirá feliz. Não estará mais em guerra consigo mesma e, de forma inconsciente, começará a emagrecer.
- Será muito mais fácil deixar de "fazer dietas" e aprender a se alimentar de forma saudável. Quando você se ama, e ama seu corpo, pode se concentrar em lhe dar alimentos realmente nutritivos, em vez de alimentos que não a beneficiam e a engordam.

Quanto a seu corpo:

- Você não pode trocá-lo por outro como se fosse uma peça de roupa. Por isso, é melhor e mais eficaz sentir-se agradecida e feliz com ele, em vez de irritada e em guerra.
- Talvez ele não lhe agrade "por enquanto", mas é o que lhe permite ter essa experiência de vida e fazer muitas coisas maravilhosas. Sinta-se agradecida!
- Odiá-lo é uma das piores formas de autossabotagem: lhe ocasiona aumento de peso e lhe causa dor, infelicidade e uma série de emoções negativas.

- Pense bem nisto: odiar seu corpo não fará com que você perca peso mais fácil nem rapidamente.

Amar seu corpo tal e como é agora não significa que ele deva encantá-la o tempo todo, nem que você tenha de "se dar por vencida". Você pode continuar procurando formas de melhorar sua aparência, sua saúde, seu metabolismo. Mas a partir do amor, da compaixão e do respeito chegará muito mais longe do que a partir da insatisfação, da irritação e do repúdio.

Cem por cento é fácil, 99% é duro. Se você quer conseguir mudar com êxito e adquirir hábitos saudáveis e irreversíveis, lembre-se da regra dos 99% *versus* 100%. A diferença é abissal entre comprometer-se 99% e fazê-lo 100%. Quando você o faz 100%, seu nível de compromisso é o máximo e você adquiriu a gestão da escolha, também conhecida como priorização. Mas quando você assume uma mudança com 99% de compromisso, o fantasma da dúvida e do fardo pode persegui-la e tentá-la a sair do caminho que você tinha traçado para si, porque sempre encontrará uma dúvida, por menor que seja, sobre se a decisão é correta ou equivocada.

Dicas infalíveis para hackear sua mente e reprogramá-la para aprender a se amar e livrar-se de tudo de que não necessita
- Aprenda **a escutar** seu corpo.
- **Afaste-se** dos alimentos que lhe caem mal e a inflamam.
- **Esqueça as expectativas** em torno do peso que acredita que deveria ter.
- **Mude radicalmente** as crenças com que você está se autossabotando.
- **Aprenda a amar e a aceitar seu corpo**, ainda que não goste dele o tempo todo.
- **Comece a reconhecer a quantidade de comida** que seu corpo necessita, em vez de se impor determinadas porções.
- Encontre **alimentos que verdadeiramente a nutram**.
- **Aprenda a relaxar seu corpo** habitualmente.
- **Encontre mais atividades** em sua vida que a façam desfrutar e sentir-se feliz (vitamina P).
- **Aprenda a ser compassiva e a perdoar-se** caso coma de forma compulsiva.

- **Sinta-se agradecida** com seu corpo, ainda que ele tenha gordura demais, excesso de peso ou celulite.
- **Reconheça que ao se pôr de dieta você só desacelera seu metabolismo** e se predispõe a ser infeliz e a cair no famoso efeito rebote.
- **Pare de contar calorias,** porções ou gramas de gordura.
- **Pare de se comparar com outros corpos.** O seu é único e fantástico
- **Pratique exercício físico e desfrute-o.** Faça-o para se sentir bem e não para perder peso.
- **Deixe de se sentir infeliz** só porque não tem o peso que quer ter.
- **Afaste-se das pessoas tóxicas** em sua vida.
- **Aprenda a respeitar seu corpo** com alimentos que a desinflamem e curem.
- **Aprenda a se priorizar!**

FAÇAMOS UM PACTO. O QUE LHE PARECE?

- Encontre ao menos um aspecto positivo acerca de seu corpo e de você todos os dias.
- Pare de se criticar cada vez que se olha no espelho.
- Pare de se comparar com outros corpos e outras compleições físicas.
- Entenda que a verdadeira beleza provém de você se sentir segura de si mesma.

6. Livre-se de seu sobrepeso emocional

EMOÇÕES QUE SABOTAM A PERDA DE PESO

As situações difíceis nos fazem crescer e aprender. Quer a experiência tenha sido boa ou ruim, agradeça-a. Tudo que lhe aconteceu em sua vida fez de você a pessoa que é hoje.

Haverá vezes em que você sentirá que já está 100% e de repente voltará a "fraquejar". Não importa quantas vezes você caia, e sim que sempre se levante e volte a tentar.

Quando sua prioridade é **amar seu corpo**, a decisão de comer é mais fácil, seu metabolismo se ativa, seu corpo confia em você e é mais fácil perder peso. Nosso corpo é maravilhoso, mas não sabemos apreciá-lo. Nós o sobrecarregamos

> O medo do presente nos leva à idealização do passado

de estresse por todas aquelas emoções negativas e limitantes que não nos permitem ver como é incrível tudo o que podemos fazer e sentir com ele. Nós o enchemos de comida por toda essa ansiedade que nos acomete ao buscar um "corpo perfeito" (e em pouco tempo), e no final o **culpamos** por não mudar o que queremos.

As emoções não são nem boas nem ruins, mas sim uma fantástica ferramenta de **autoconhecimento**.

Se não tivéssemos emoções, não poderíamos nos conhecer.

Nossa sugestão é: aproveite as emoções! Mas não para ficar presa a sentimentos e culpar todo o mundo pelo que está lhe acontecendo e logo aliviar essa culpa "se empanturrando" porque não soube manejá-la. Use as emoções e os sentimentos para descobrir o que está intoxicando a sua mente.

"EU descarrego minha emoção. EU sinto essa emoção ou sentimento e EU me dou permissão para **senti-la**." Porque sou um ser humano e é totalmente normal sentir emoções; querer senti-las e escutá-las faz parte do processo de **se amar**.

Inclusive posso expressar meu sentimento de maneira neutra, mas em seguida, depois de ter expressado minha emoção de uma maneira saudável que não prejudica ninguém, poderei perguntar a mim mesma:

- O que fez com que eu sentisse esta emoção?
- Que pensamento ou crença há por trás dela?
- Como interpretei isso que me aconteceu para que eu me sentisse triste, irritada, frustrada ou culpada?

CRENÇAS TÓXICAS QUE NOS ENGORDAM

Se nos libertamos do medo de engordar, nosso corpo começa a soltar a gordura de que não precisa

Se você tem esse tipo de conversa com você mesma e com seu entorno, com que tipo de energia e de afeto está se alimentando?

Não podemos ter os resultados que desejamos se nossos pensamentos, nosso **diálogo interno** e nossa energia vai contra o que realmente queremos.

O corpo nos mostra nossos próprios desequilíbrios, nossa falta de atenção para com ele e as incoerências com que vivemos, e nos ensina quais são nossos medos e nossas incertezas. **Tudo o que nos atravessa a mente PASSA para o corpo**: tudo se traduz nele através de seus traços, seus sintomas e, sim, através do sobrepeso.

Você sabia que o cérebro acredita em tudo que você lhe diz? E mais incrível ainda: sabia que seu corpo faz o que seu cérebro lhe diz?

Se você tivesse 100% de certeza que seu cérebro escuta tudo o que você diz e pensa, e que seu corpo segue essas instruções minuciosamente, o que estaria repetindo para ele todos os dias?

A grande maioria das pessoas que querem perder peso e que estão de dieta acredita que deve controlar somente o que come. **Em geral não sabem ou não estão dispostas a mudar a forma como funciona sua mente.**

Quando não gostamos de nosso corpo, quando temos alguns quilos a mais ou acreditamos que deveríamos emagrecer, o diálogo interno centra-se em crenças deste tipo:

- Como estou gorda.
- Sou horrível.
- Já engordei.
- Que pernas grossas eu tenho.
- Hoje eu não deveria comer.
- A roupa me cai mal.
- O que comi ontem à noite certamente me engordou.
- Isto que vou comer com certeza vai me engordar.

Essas são as **crenças negativas** que explicam por que 95% das pessoas que seguem uma dieta sofrem o efeito rebote de seis meses a um ano depois de tê-la começado.

O porquê é a chave: **porque sua mente não passou por nenhuma transformação**. Na melhor das hipóteses, conseguiram comer menos ou fazer mais exercício, mas a linguagem de seu cérebro continuou sendo negativa e destrutiva.

Para lhe mostrar por que você deve ter muito cuidado com o que pensa e repete para si mesma diariamente, vamos lhe explicar um estudo que foi realizado em 1983. Nesse ano, pesquisadores médicos fizeram um experimento com um grupo de pacientes de câncer. Esse estudo foi publicado no livro *The Heart of Healing* ["O coração da cura", em tradução livre].

Os pesquisadores dividiram os pacientes em dois grupos. Trataram um com quimioterapia e ao outro deram um placebo (baseado numa injeção de água com sal). Ninguém se surpreendeu quando o cabelo de 74% dos pacientes do grupo da quimioterapia caiu. O surpreendente foi que o cabelo de 26% do grupo do placebo caiu também! O poder da sugestão é tamanho que o único motivo pelo qual o cabelo desses pacientes caiu foi terem pensado que isso aconteceria. Isso é, associaram a quimioterapia com a queda do cabelo.

Segundo essa teoria do poder da mente, se somos capazes de fazer com que nosso cabelo caia, imagine o que acontece quando pensamos que temos sobrepeso, que o que comemos nos engordou, que é muito difícil perder peso ou que é muito fácil ganhar quilos. Podemos chamar isso de **efeito nocebo**.

O **efeito placebo** é o que usamos de forma positiva, ao passo que o **efeito nocebo** é o que usamos de forma negativa.

Suas crenças e seus pensamentos têm a capacidade de alterar sua bioquímica, quer sejam falsos ou verdadeiros. Por isso é tão importante ter em conta o efeito da mente sobre as células, o corpo e nossa capacidade de cura.

O poder da mente não deveria ser desprezado frente às substâncias químicas, às drogas farmacêuticas ou ao bisturi. Deveríamos nos desprender da crença de que o corpo e suas partes são em essência superficiais e que precisam de uma intervenção externa para sua saúde.

A história da medicina constatou que uma parte do êxito dos métodos para curar algumas enfermidades pode se dever ao efeito placebo. Durante séculos, os médicos não contaram com métodos eficazes para curar muitas doenças. Não obstante, um terço da população, particularmente suscetível ao poder curativo do efeito placebo, melhorou com esses tratamentos ineficazes.

Hoje em dia, quando um médico vestido com jaleco branco nos visita e recomenda firmemente um tratamento concreto, o paciente pode crer que o tratamento funciona. Se de fato crê, o tratamento funcionará, quer o remédio seja bioquímico, quer se trate de um comprimido de açúcar.

Em 2002, um estudo publicado no *New England Journal of Medicine* avaliou os efeitos da cirurgia em pacientes com problemas graves de joelho. O doutor Bruce Moseley, que dirigia o estudo, "sabia" que a cirurgia de joelho ajudava seus pacientes e declarou que "todo bom cirurgião sabe que não existe efeito placebo em cirurgia". Mas ele queria descobrir qual era a parte da cirurgia que aliviava seus pacientes. Assim, dividiu os participantes no estudo em três grupos:

- Ao primeiro, reparou-lhe a cartilagem lesionada.
- Ao segundo, retirou-lhe tecido que acreditava que poderia estar inflamando o joelho.
- Ao terceiro, proporcionou-lhe uma "cirurgia falsa".

Também no caso deste último grupo, os pacientes foram sedados, lhes foram feitas três incisões-padrão e o médico simulou os sons e os movimentos de um procedimento de reparação de joelho. Depois de quarenta minutos, o doutor fechou as incisões como se tivesse feito a cirurgia.

Aos três grupos foram dadas as mesmas recomendações pós-operatórias, que incluíam um programa de exercícios de reabilitação.

E os resultados foram surpreendentes! Os dois grupos que receberam cirurgia melhoraram consideravelmente. Mas o grupo com a cirurgia falsa melhorou da mesma maneira que os outros dois! O estudo foi registrado num documentário que mostrou como os integrantes do grupo com a cirurgia falsa caminhavam, jogavam basquete e faziam atividades que não podiam fazer antes da cirurgia.

Esses dados são assombrosos e refletem o poder que tem a nossa mente quando acreditamos que algo funciona. Sim. A realidade é que o poder de nossos pensamentos tem a capacidade de afetar nossa biologia, nossa bioquímica, nosso metabolismo e nosso corpo. A biologia se adapta às nossas crenças.

Se, por exemplo, você crê que é difícil perder peso, terá toda razão. Ou se um dia você não pode fazer exercício e acredita que engordará, sabe o quê? Você terá toda razão. Ou se come um bolo, um doce, e crê que ele a inchará, sabe o que lhe acontecerá? Pois ele, efetivamente, a inchará.

Nossa atitude importa. Nossos pensamentos e nossas crenças são um fator-chave em nossa aparência

A partir dessa informação, qual é a crença (não importa que seja verdadeira ou falsa) que você acredita estar causando mais dano ao seu metabolismo?

Vamos lhe deixar alguns exemplos de crenças e lhe proporemos um exercício simples para que você possa detectar seus pensamentos negativos e mudá-los.

- Que importância aqueles que a cercam deram a seu físico?
- Fizeram comentários sobre sua forma de comer? Se a resposta for positiva, anote alguns.
- Alguma vez a fizeram sentir, ou você sentiu, que vale mais ou menos por causa de seu peso?
- Como tudo isso a afeta?
- Que medo ou medos você pensa que estão por trás dessa necessidade de perder peso?

- Você acha que estando magra será mais feliz? Terá mais êxito profissionalmente e na vida em geral? Que os outros vão gostar mais de você? Por quê?

Escolha uma dessas perguntas e se esforce para trocá-la por outra mais positiva sobre você mesma e sobre seu corpo. Essa nova crença deve torná-la mais forte e lhe devolver sua energia vital.

Nossa recomendação é que não tente mudar todas ao mesmo tempo, mas sim uma a uma até completar todas elas. O maravilhoso é que todas as crenças podem ser transformadas.

Conforme você se torna sua melhor versão, seu corpo também se torna a melhor versão dele mesmo.

COMO SE "APAGA" NOSSA DIGESTÃO

Os padrões arbitrários de beleza que impomos a nós mesmas têm impacto tanto em homens como em mulheres. Mas há algo insidioso na forma com que, como sociedade, ensinamos às mulheres e às meninas que seu valor como seres humanos está ligado à sua atratividade física, o que tem um impacto direto na maneira **como apagamos nossa digestão**.

Não é de estranhar que a forma como abordamos o tema do emagrecimento provenha do desespero e da falta de autoestima. Em um esforço para ganhar a aprovação dos outros, buscamos soluções "rápidas", pouco eficazes e muito abusivas para alcançar nossos objetivos: contar calorias e porções, seguir rotinas extremas e vigorosas de exercícios e dietas restritivas, tomar comprimidos, submeter-nos a cirurgias... Nossa motivação não provém do amor e da compaixão, e sim da **insatisfação** e da **insuficiência**.

Dada a pandemia da obesidade, é evidente que muitas pessoas realmente precisam perder peso e fazer mudanças em sua alimentação. Mas muitas delas querem perder peso por motivos "equivocados", por "razões infundadas" muito prejudiciais para sua saúde emocional.

Segundo nossa experiência, a razão de querer perder peso de uma grande porcentagem de pessoas está ligada ao fato de terem desenvolvido expectativas irreais. Impomos a nós mesmas números, tamanhos e formas que nada têm a ver com a nossa realidade, e por isso nos frustramos, sofremos e engordamos.

Às vezes desejamos ter o peso que tínhamos há vinte anos ou antes de nossa primeira gravidez. Ou gostaríamos de ter um tipo de corpo que não tem nada a ver com a nossa constituição física (projetamos ter as pernas da Angelina Jolie ou os braços da Jennifer Aniston). Nosso corpo muda e lutamos com a nova forma que ele vai adquirindo simplesmente porque ela não nos agrada. Nossos motivos podem parecer nobres, mas na realidade ocultam uma insatisfação profunda.

Quando perguntamos a nossas pacientes por que querem perder peso, muitas nos dizem que é por uma questão de saúde. Mas, se nosso objetivo é ficar saudáveis, não é contraditório que nos rejeitemos e adotemos condutas abusivas para alcançá-lo?

Em muitas outras ocasiões nossa motivação para perder peso é ativada por nosso perfeccionismo, que é uma **forma de autoabuso**, de rejeição, de maltrato. Somos vitimadas por esse "vírus cultural" tóxico que nos diz que não somos perfeitas como somos, que o que fazemos nunca será suficiente (por exemplo, "perdi dois quilos, mas quero perder mais quatro", ou "diminuí um número, mas não me sinto confortável ainda", ou "agora preciso reduzir a gordura do abdome", ou das pernas, ou dos braços, ou da papada ou de onde quer que seja).

Essa obsessão por querer mais e nunca estar satisfeitas com o que temos nos rouba nosso poder pessoal e nos afasta de nosso verdadeiro objetivo: ser felizes. Aqui vem o interessante. Nossa obsessão por ter o corpo perfeito é tão estressante que não só nos rouba nosso poder pessoal como também ativa nosso mecanismo de defesa de lutar e fugir (ativa nosso sistema nervoso simpático).

E o que ocorre quando esse sistema é ativado? Ele fará todo o possível para ajudá-la a sobreviver: armazenar gordura e não desenvolver músculo! Você se lembra de que seu cérebro não distingue entre o estresse real e o imaginário? Ironicamente, sua **obsessão por emagrecer** é o que pode estar programando-a para armazenar gordura.

Além de acumular gordura, uma das principais consequências dessa ativação de seu mecanismo de sobrevivência é a desregulação de muitos hormônios importantes para seu metabolismo, entre eles a leptina e a grelina, hormônios do apetite.

A leptina é o hormônio que inibe a ingestão de alimentos, podendo induzir uma perda de peso. A grelina, ao contrário, desempenha um papel na ativação de seu apetite para ingerir alimentos.

Curiosamente, quando você está sob estresse crônico (como quando sofre constantemente porque não perde peso, está sempre se esforçando para controlar seu apetite, ou o que vê no espelho lhe desagrada muito), esses dois hormônios não funcionam de maneira apropriada! Você tenderá a comer muito mais, não porque não tem força de vontade, mas simplesmente porque, no nível químico, esses hormônios não respondem como deveriam e "apagam" de maneira automática sua digestão.

Alguns estudos demonstram que, quanto mais estresse crônico temos em nossa vida, mais grelina produzimos, o que resulta em maior ingestão de alimentos e, assim, em maior peso corporal.

O estresse e a obsessão por querer mudar nosso corpo a todo custo são dois dos fatores que mais contribuem para a incapacidade de emagrecer.

- Quando acreditamos que as coisas devem ser diferentes de como realmente são, sofremos. Brigamos com a realidade.
- Querer que a realidade seja diferente do que é equivale a tentar ensinar um gato a latir. Você pode tentar inúmeras vezes e, ao final, o gato olhará para você e voltará a miar.
- O mesmo acontece com o corpo. Nós o levamos ao limite, o submetemos a cirurgias, lhe damos comprimidos, lhe tiramos o apetite e, ao fim e ao cabo, ele continua tendo o peso e a forma que tem.

É desesperador desejar que a realidade seja diferente do que é!

A felicidade não é o resultado de ter um peso X; e, caso você consiga o alcançar o peso que deseja, seus problemas, sua insatisfação e sua falta de confiança não desaparecerão magicamente. Você apenas mudou o tamanho das suas roupas, não sua mente ou seu software psicológico.

Não há nada de errado em querer perder peso e desejar se ver bem, exceto quando esse objetivo vem motivado pela falta de amor próprio, se leva a cabo através de métodos abusivos, interfere em nossa vida e nos rouba nossa energia vital

Temos que começar a nos amar no processo de nos nutrirmos adequadamente para estar em nosso peso saudável, e aprender a ser compassivas com nosso corpo e nosso metabolismo.

Costumamos ter a crença tóxica de que finalmente seremos felizes quando tivermos esse corpo perfeito. Cremos que nesse momento o céu se abrirá e nossa vida mudará para sempre: magicamente, chegarão a confiança, o amor, a admiração, a segurança, a liberdade, a saúde e o bem-estar. **Não poderíamos estar mais equivocadas.**

REVOLUÇÃO HORMONAL

Os desequilíbrios hormonais estão intimamente ligados ao sobrepeso e a esses quilos a mais de que tanto custa desfazer-se. Muitas pessoas que sofrem disso podem experimentar tanta impotência que inclusive sentem que estão "vivendo com seu inimigo". Esses "inimigos inconscientes", como alguns os denominam, tornam mais difícil que você possa se desfazer desses quilos tão irritantes.

Claro que seu peso depende em grande medida do que você come diariamente. Mas nem sempre uma alimentação saudável e a prática de exercício físico podem livrá-la do sobrepeso físico e emocional.

Para poder agir, primeiro você deve conhecer quais são os mensageiros químicos que regulam os processos metabólicos em seu corpo e que influem na retenção de gordura e no aumento de peso.

Para determinar se os hormônios estão conspirando com suas células de gordura, convém repassar alguns conceitos básicos sobre os primeiros. Esses mensageiros químicos produzidos por nosso corpo têm uma ampla gama de efeitos: controlam o crescimento, desenvolvem os órgãos sexuais, regulam os níveis de açúcar no sangue e, sim, também influem no peso corporal, na gordura corporal e na massa muscular. A seguir, detalharemos para você os hormônios mais importantes que influem — direta ou indiretamente — em nosso incremento de peso.

1. **Hormônios tireoideos:** a tireoide é uma glândula cuja função, entre outras, é manter o metabolismo do corpo. A subprodução desses hormônios conduz ao hipotireoidismo, doença relacionada ao aumento de peso e à retenção de líquidos, entre outros sintomas. Podemos prevenir o hipotireoidismo consumindo iodo suficiente nas refeições.

2. **Insulina:** é um hormônio secretado pelo pâncreas, que nos ajuda a transportar a glicose para e desde as células, mantendo os níveis adequados de glicogênio no sangue. Citamos esse hormônio com frequência ao longo do livro e ele é conhecido como o hormônio "armazenagordura". O consumo excessivo de alimentos processados, petiscos pouco saudáveis, álcool ou bebidas adoçadas artificialmente pode levar o corpo a desenvolver resistência à insulina. Isso não só provoca aumento de peso, como também pode resultar numa diabetes tipo 2. É fundamental manter bons níveis de insulina, e consegue-se isso tomando boas quantidades de água todos os dias, comendo muitas frutas e verduras, fazendo exercício de forma regular e, sobretudo, livrando-nos de crenças, emoções e pensamentos distorcidos ou tóxicos.
3. **Cortisol:** serve para a ajudar o organismo a controlar o estresse, reduzir a inflamação, contribuir para o bom funcionamento do sistema imune, ajudar no metabolismo das proteínas, das gorduras e dos carboidratos e manter os níveis de açúcar no sangue constantes, assim como a pressão arterial. O cortisol, em geral, é liberado quando nos sentimos deprimidas, ansiosas, estressadas, irritadas ou esgotadas física e mentalmente. Para tentar mantê-lo sob controle, é aconselhável dormir ao menos oito horas e praticar ioga, meditação e exercícios de relaxamento para nos livrarmos do sobrepeso emocional.
4. **Testosterona:** a testosterona é o hormônio da masculinidade, mas, como todos os hormônios, as mulheres também a possuem. A diminuição significativa da testosterona pode levar à perda de massa muscular e ao incremento de gordura.
5. **Progesterona:** a progesterona é um hormônio sexual liberado pelos ovários e, se há gravidez, pela placenta. Ela regula o ciclo menstrual e sua principal função é acondicionar o endométrio para facilitar a implantação do embrião durante a gestação. Os níveis de progesterona podem diminuir por diversas razões, como o estresse, o uso de pílulas anticoncepcionais, a menopausa etc. Isso pode ocasionar um incremento de peso e a alteração do estado de ânimo.

6. **Estrógeno:** é o principal hormônio feminino. Qualquer desequilíbrio em seus níveis pode resultar em um aumento de peso. Isso ocorre porque, se os níveis de estrógeno aumentam, as células que produzem a insulina se estressam. Assim se produz uma resistência à insulina que, entre outras consequências, ocasiona um aumento de nosso peso.
7. **Leptina:** regula o equilíbrio de energia no corpo ao inibir a fome. No entanto, certas situações podem fazer com que seja secretada em quantidades elevadas, tornando o corpo insensível a ela. Assim, nosso cérebro para de receber sinais de que deve deixar de comer e, consequentemente, "temos sensação de fome o tempo todo". Um dos efeitos disso é o consumo excessivo de comida durante a noite quando dormimos pouco (ou padecemos de alterações do sono), já que o cansaço aumenta a sensação de fome emocional, não fisiológica.
8. **Grelina:** é conhecida como o hormônio da fome e é secretada no estômago. Ela estimula o apetite e aumenta os adipócitos de gordura. Os níveis de grelina também são altos quando seguimos uma dieta restritiva, razão pela qual é gerado o conhecido efeito rebote.
9. **Melatonina:** é o hormônio que regula o sono e o estado de vigília. Enquanto dormimos, a melatonina colabora na recuperação do corpo da atividade de todo o dia e nos ajuda a restabelecer tanto nosso corpo quanto a nossa mente. Se não dormimos o suficiente, esse processo se interrompe, o que acarreta muitas complicações: entre elas, um aumento indesejado de quilos. Por isso é muito importante que o sono seja reparador em qualidade e em quantidade.

DÊ ADEUS ÀS EMOÇÕES QUE A BLOQUEIAM (DESINTOXICAÇÃO EMOCIONAL)

A forma de apresentação de um bloqueio mental varia muito de uma pessoa para outra e depende fundamentalmente da causa que gerou o problema. Alguns dos sintomas mais comuns são:

Você é um ser ilimitado com capacidades extraordinárias

- **Plano psicológico:** perda de energia, esgotamento, tensão interna, insatisfação, sofrimento, perda de sentido e impossibilidade de levar os planos adiante.
- **Plano físico:** dor de cabeça, náuseas, problemas de pele, transtornos gastrointestinais, insatisfação sexual e aumento de peso.

Quando você tem essas sensações, há algo que seu corpo está lhe pedindo aos gritos e que com certeza você nem sequer chegou a cogitar: **uma desintoxicação emocional.**

Trata-se de fazer uma limpeza mental para eliminar todas as coisas negativas que a bloqueiam psicologicamente ou a impedem de pensar com clareza. Para isso é necessário um plano detox emocional que lhe permita depurar as toxinas mentais. Assim, diga "basta" e despeça-se da negatividade.

Siga os passos que lhe propomos em seguida e se torne sua melhor versão:

- **Acabe com a autocrítica destrutiva:** se você quer ver a cara de seu pior inimigo, olhe-se no espelho! Efetivamente, nós mesmas nos convertemos em nossas juízas mais duras e você nem imagina as consequências terríveis que isso pode ter em nosso subconsciente. Portanto, ponha mãos à obra porque nossa limpeza emocional começa **diante do espelho. Faça as pazes com você mesma. Um elogio é respondido com um "obrigada".** Por isso, despeça-se do menosprezo gratuito e, da próxima vez que a presentearem com um cumprimento, saia da espiral destrutiva, agradeça e sorria.
- **Eu sou eu e isto é o que sei fazer:** fale sem rodeios de suas qualidades. Esqueça a ideia de que uma pessoa que exala confiança é arrogante. Limite-se simplesmente a descrever com humildade o que sabe fazer, quer você esteja numa reunião de trabalho, num primeiro encontro ou num jantar com seus sogros.
- **Bloqueie as relações tóxicas:** rodeie-se de pessoas que somem, que lhe proporcionem otimismo e bom humor. **Aprenda a dizer "não".** O poder dessa palavra pode ser milagrosamente libertador. Aprenda a estabelecer limites sem se sentir culpada por isso. No início você terá dificuldade, não nos enganemos, mas você deve

começar a dar prioridade a si mesma, a se negar a tudo aquilo que esteja fora de seu esquema e a começar a dizer "SIM" para si mesma.
- **Aceite a crítica construtiva:** mas fique de olho na crítica destrutiva, aquela que só foca o erro, porque ela é letal para a motivação e diminui nossa autoestima. Tudo depende de como a mensagem é encarada. Compartilhe suas preocupações com os outros de forma assertiva e articulada. Um brinde para cada erro, por favor! Mas sobretudo nunca leve isso para o terreno pessoal: é uma grande oportunidade de crescimento pessoal e de aprendizagem.
- **Controle seu vício na tecnologia:** temos uma boa e uma má notícia. Comecemos pela má: certamente você sofre de **nomofobia** ou medo irracional de ficar sem celular (trata-se de uma doença que acomete 53% dos espanhóis, segundo o estudo "Nomofobia, um mal do século XXI"). E agora a notícia boa: **tem cura**. O primeiro passo para triunfar no plano de desintoxicação emocional é guardar o celular no bolso ou numa gaveta. Aprenda a se desconectar da sobrecarga de estímulos constantes a que a tecnologia nos submete. A tecnologia se tornou uma fonte constante de estímulos que ativam o centro de recompensa de nosso cérebro liberando dopamina. E essa elevação é viciante! Em nosso plano de detox emocional nós lhe propomos **não fazer nada durante cinco minutos** (nem redes sociais nem consultar e-mail, **nada**).

Não tenha medo de se entediar, feche os olhos e concentre-se em algo tão simples como escutar. Trata-se de mudar o verbo *fazer* por *estar presente*.

- **O procrastinar vai acabar:** quem estiver livre da procrastinação que atire a primeira pedra. O problema aparece quando o adiamento de tarefas se converte no pão nosso de cada dia. Acabe hoje com os "vou fazer isso amanhã!". Segure o touro pelos chifres e acabe com as distrações. Do contrário, você pode cair nas areias movediças da eterna postergação, o que a leva ao mal--estar de ter que recuperar o tempo perdido. Isso pode resultar em cefaleias, tensão muscular, transtornos do sono, transtornos do estado de ânimo e ansiedade.

TRUQUES PARA ENFRENTAR A PROCRASTINAÇÃO

- Crie limites fictícios: por exemplo, se tem que entregar um trabalho em uma semana, obrigue-se a terminá-lo em dois dias. Você agradecerá por isso!
- Identifique os ladrões de tempo, como a tecnologia mal administrada e o multitasking, e neutralize-os; detecte aquelas interferências que a distraem, afastando-a de sua meta.
- Aprenda a arte de priorizar; devemos ser ordenadas, mas, se basta olhar para a agenda para você ficar ofegante, comece por aquela atividade que lhe parece mais atraente. Assim terá um plus de motivação para se centrar e terminá-la o quanto antes a fim de passar para a seguinte.
- Premie-se. Divida o que deve fazer em pequenas tarefas e, com cada feito, recompense-se!

7. O monstro da ansiedade

FOME FÍSICA *VERSUS* FOME EMOCIONAL

Por trás de um apetite um pouco caprichoso costumam se esconder necessidades que vão além do físico. Se prestamos atenção nelas, podemos chegar a satisfazê-las de verdade.

Muitas de nós nos vimos em alguma ocasião procurando algo para beliscar numa tarde em que não tínhamos muita coisa para fazer ou desejando ansiosamente um alimento em particular para comer depois de um dia que não tinha corrido lá muito bem. Essas situações descrevem o que se chama de **fome emocional.**

> Para se reconciliar com a fome emocional, é importante que você não se julgue com dureza

O que a impele a comer? Se nesses momentos lhe apetecia comer, talvez fosse porque você se sentia entediada ou triste. As necessidades que entravam em jogo eram do tipo emocional, não fisiológico.

Observe-se: é importante que tome consciência de sua relação com a comida sem entrar em conflito com você mesma ou com seus diferentes tipos de fome: tanto a fisiológica como a emocional são reais e não problemáticas ou patológicas em si mesmas.

A alimentação e as emoções estão intimamente ligadas desde que nascemos. Quando recém-nascidas, o leite materno nos alimenta e nos permite sobreviver, mas também nos oferece a segurança e o bem-estar do vínculo com a nossa mãe. À medida que crescemos e nos socializamos, a alimentação vai adquirindo uma função mais emocional, por exemplo nas celebrações. Assim, não é raro que, quando adultas, às vezes busquemos o alívio na comida.

Por outro lado, certos alimentos podem ativar o circuito cerebral de recompensa, liberando dopamina e proporcionando sensações de prazer e bem-estar. Esse componente hedônico da fome é real e objetivo.

Há alimentos "recompensa": a fome emocional nos leva a alimentos que favoreçam a produção de dopamina de maneira mais imediata, como os ultraprocessados ricos em açúcares e em gorduras. Esse tipo de fome pode chegar a ser prejudicial quando se torna a principal maneira de administrar as emoções e passa a funcionar como a única fonte de prazer. Em resumo, quando a falta de outras ferramentas faz com que o ato de comer sirva para suprir necessidades emocionais.

Aprenda a distingui-la: **é fome de verdade?**

Antes de começar a comer, sobretudo fora de hora, detenha-se e observe se realmente precisa disso.

Características da fome fisiológica
- Normalmente aparece de forma gradual.
- Por trás há uma necessidade fisiológica.
- Pode ser adiada, mas aumentará gradativamente.
- É sentida no estômago (ronco, vazio) e pode-se notar uma sensação de cansaço ou dor de cabeça.
- Pode-se fazer uma escolha consciente e decidir que alimentos escolhemos para nos nutrir de forma saudável, já que a mente está tranquila.
- Se está aberta para diferenciar opções, se pode suprir a necessidade fisiológica com qualquer alimento ou produto considerando sua qualidade.
- Não há dificuldade para deixar de comer ou sensação de contrariedade.
- A quantidade atende a necessidades energéticas.
- Em geral, dá lugar a uma sensação posterior de saciedade. A fome desaparece.
- Não promove emoções desagradáveis de maneira geral. É possível sentir uma satisfação serena ao acabar de comer.

Características da fome emocional
- Costuma aparecer de maneira repentina.
- Por trás há uma necessidade emocional.
- É difícil adiar a vontade de comer, urge saciar a necessidade.
- Não é tão sentida no estômago, que está tranquilo. A sensação é de inquietação.

- A mente pode se encontrar mais agitada e com maior ruído, torna-se mais difícil fazer uma escolha consciente.
- Costuma aparecer um desejo ou apetite por um alimento específico, presta-se pouca atenção aos nutrientes.
- Às vezes pode ser mais difícil parar de comer, em alguns casos isso gera a sensação de perda de controle.
- A quantidade depende, às vezes, do humor da pessoa.
- Às vezes é difícil sentir-se saciada depois de comer, então continua-se comendo.
- Utiliza-se a comida para experimentar emoções agradáveis, como o prazer, ou aliviar sentimentos, como o vazio ou a tristeza. No entanto, com frequência depois aparece a culpa.

Todas nós pensamos que sabemos quando temos fome, quando nossas tripas roncam, não é verdade? Você sabia que cada sentido do corpo se expressa de maneira diferente quando falamos de fome?

Por exemplo, imagine uma barata frita, dessas que se devoram em alguns países asiáticos.

- Seu estômago pode roncar porque faz horas que você não come.
- Sua mente pode argumentar que é proteína, que não contém gorduras e que é muito melhor para o meio ambiente que um filé de vaca.
- Seu ouvido pode recordar o som que elas faziam quando corriam pelas paredes naquele filme de horror que você viu quando menina.
- Sua mão pode dizer que de jeito nenhum tocaria nisso.
- Sua boca pode pensar: gosto das coisas crocantes...

Assim, quando você tiver na sua frente um alimento, seja uma simples massa ou a feijoada de sua avó, dê um momento para seus sentidos para que eles lhe expliquem como se sentem em relação ao prato que está na sua frente. Talvez você se surpreenda...

Sinais de aviso

Ansiedade e compulsão: quando a pessoa experimenta ansiedade por comer e chega a se relacionar com a comida de maneira compulsiva, começam as repercussões negativas sobre a saúde física e mental, já que isso pode dar lugar a sobrepeso, sentimentos de culpa, sintomatologia ansioso-depressiva e diminuição da autoestima.

"**Mentalidade de dieta**": a situação criada pela fome emocional gera frustração e rejeição. Pensamos que devemos nos proibir alimentos, mas, quando tentamos controlar o que comemos, o desejo aumenta e penetramos numa espiral em que é fácil perder o controle. Esse é o padrão característico da "mentalidade de dieta", tão presente em nossa sociedade.

Chega a culpa: ainda que num primeiro momento o que comemos nos alivie, a emoção originária não desaparece. E, além disso, posteriormente aparecem sentimentos mais difíceis de manejar, como a culpa.

Seja consciente! Conheça-se melhor: seis passos para administrar a fome.

1. **Comece a tomar consciência de sua fome.** É fome fisiológica ou emocional? Você tem fome ou, mais propriamente, vontade de beliscar? Onde sente fome, especificamente? Concentre-se nos sinais de seu corpo.
2. **Reflita sobre como você se sente quando tem fome e tente dar nome a essa emoção.** O problema não é que lhe cause fome emocional, e sim que se revele um sentimento difícil de administrar.
3. Uma vez identificada essa emoção — ou essas emoções — que há por trás da necessidade que você sente de comer, **pergunte-se sobre o que ela está lhe informando:** é algo sobre você mesmo? Sobre seu entorno? Sobre suas relações? Com o que tem a ver?
4. **Identifique que função sua fome emocional tem para você:** para se consolar, para se premiar, para castigá-la, para acalmá-la e aliviá-la, para sentir-se acompanhada, para desafogar, para sentir afeto, para se distrair...
5. **Reflita sobre como acredita que esperava se sentir depois de comer.** De que necessitava realmente? Para que comia?
6. **Experimente que outras coisas você pode fazer no lugar de comer quando surge a fome emocional.** O que funcionará melhor? Experimente até encontrar alternativas efetivas.

ESTRESSE CONSCIENTE E INCONSCIENTE

Pode lhe parecer que você faz todos os esforços possíveis, mas uma dieta mal equilibrada, uma carência nutricional, dormir pouco, padecer deficiências vitamínicas ou o estresse podem desencadear seus hormônios e não a deixar derrotar o sobrepeso.

Ainda que o autocontrole seja importante, existem cada vez mais evidências de que **o estresse** desempenha um papel-chave no incremento de peso e na incapacidade para perdê-lo. O estresse crônico interrompe nosso sono e desequilibra nossos níveis de açúcar no sangue. Isso conduz a um aumento da fome e faz com que a ação de comer se transforme numa via de escape emocional.

Se você quer mudar seu corpo, primeiro tem que mudar sua mente

O estresse ou "síndrome do pensamento acelerado", como o denomina o psiquiatra Augusto Cury, é o mal do século XXI e se produz ante a presença de um fator estressante, isto é, um desafio ou uma demanda que gera em nós uma tensão tanto física como emocional.

Um pouco de estresse sempre pode ser positivo para ajudá-la a estar alerta, a resolver situações num tempo limite ou similares; no entanto, se o estresse não é momentâneo, e sim se prolonga no tempo, ele pode se manifestar com diferentes sinais que entorpecem sua saúde.

A ansiedade, por sua vez, é a manifestação do estresse mesmo quando o fator estressante já desapareceu. Alguns dos sintomas de ansiedade são, por exemplo, preocupação constante, temor, insegurança, dificuldade para decidir, tremores, náuseas, enjoos, palpitações e, inclusive, as consequências de uma ingestão excessiva ou uma atração por alimentos não saudáveis,

Todos esses sintomas alteram os hormônios da fome e da saciedade, nosso metabolismo e paralisam a digestão. E o resultado é o peixe que morde a própria cauda: aumenta de maneira incontrolada e impulsiva nossos desejos de consumir alimentos não calóricos e, portanto, nos conduz a cair em "dietas" cujo efeito é nos fazer ganhar ainda mais peso.

Uma pesquisa publicada no *Biological Psychology* salienta que o estresse, tanto real como imaginário, promove mudanças em todo o meio interno de nosso corpo, podendo reduzir os níveis de leptina

— que é o hormônio que regula o gasto energético ao controlar a saciedade e o gasto calórico — e incentivando a liberação de fatores inflamatórios que podem, entre outras coisas, favorecer a acumulação de gordura no corpo e o sobrepeso.

Os diferentes hormônios que o organismo fabrica — e que regulam a atividade de muitos órgãos — estão em contínua comunicação para manter o equilíbrio interno. Mas são substâncias sensíveis que às vezes se descontrolam. O comportamento de uma substância hormonal pode determinar o de outras e, inclusive, como determinadas funções vitais são desempenhadas.

E isso nos leva a sentir um apetite constante e uma maior atração por consumir alimentos hipercalóricos. Enquanto isso, nosso organismo vai liberando dois hormônios, principalmente insulina e cortisol (de que falamos muito em capítulos anteriores), que favorecem o acúmulo de gordura e impossibilitam a criação do músculo.

Nosso sistema nervoso central estimula o hipotálamo, que é uma zona do cérebro que produz hormônios que controlam, entre outras coisas, a temperatura corporal, a fome, os estados de ânimo, a liberação de muitas glândulas — especialmente a hipófise —, a libido, o sono, a sede e a frequência cardíaca. Essa ativação produz uma descarga na amígdala, que é a região cerebral encarregada de nos fazer sentir emoções (surpresa, medo, angústia, afeto, carinho, alegria, excitação etc.). Trata-se de reações que temos ante estímulos que podem provir tanto do exterior (por exemplo, ver uma aranha ou um bebê, ou que lhe comuniquem a tão esperada promoção no trabalho) como do interior da própria pessoa (um pensamento ou uma lembrança que a faça sofrer ou se sentir feliz). Tais reações, a nível cerebral, dependem de uma série de circuitos que são capazes de organizar e conectar a percepção e a emoção, tendo como principal encarregado o sistema límbico (a parte do cérebro que inclui o tálamo, o hipotálamo e a amígdala e que regula as emoções, a memória, a fome e os impulsos sexuais), um de cujos núcleos principais é a amígdala.

Toda essa revolução hormonal mudou a maneira como processamos, sentimos e construímos pensamentos.

O que acontece quando aceleramos a mente a uma velocidade aterradora? O excesso de informação e a intoxicação digital fazem com que a memória dispare e abra um número incontrolável de "janelas" (do arquivo de lembranças), sem se ancorar em nenhuma, de modo que o indivíduo perde o foco e a concentração. O resultado é uma avalanche de pensamentos estéreis numa velocidade espantosa. Muitos pensamentos inúteis! Uma das consequências disso é que, por exemplo, um leitor lê uma página de um livro ou de um jornal e não se lembra de nada.

O aceleramento intenso da construção de pensamentos predispõe a sofrer transtornos emocionais e a uma baixa tolerância ao estresse. Também gera repetição de erros, imaturidade emocional, fadiga excessiva, tédio atroz e uma dificuldade enorme para suportar a solidão criativa.

Entre 70% a 80% dos seres humanos, inclusive as crianças, têm manifestações de estresse inconsciente.

Para poder diminuir de forma significativa seu nível de estresse e conseguir que ele deixe de consumir sua energia vital, nós lhe propomos um exercício prático de *mindfulness* que só lhe tomará vinte minutos.

- **O que você trabalhará?** Diminuir o estresse e os sintomas de ansiedade, concentrar a atenção no aqui e agora e fomentar um estado de relaxamento corporal que a ajudará a regular o metabolismo e a ativar a digestão.
- **Recomendação:** evite qualquer distração durante este exercício. Ao menos nas primeiras vezes.
- **De que necessita?** Conceder-se esse tempo e sua atenção.

Passos
- Sente-se para comer o prato que escolheu, como faria qualquer dia.
- Antes de levar a comida à boca, dedique um momento para observá-la: textura, cores, cheiros.
- O que sente? Parece-lhe apetecível? Sente forme? Quanta?
- Pense nos alimentos que têm no prato. **No que custou para que chegassem até ali.** O esforço da planta ou do animal para seu desenvolvimento, assim como a chuva e os nutrientes da terra que o alimentaram; as pessoas que trabalharam (agricultores colhendo, pecuaristas criando, as pessoas que os transportaram, as pessoas que trabalham nos supermercados), e a energia requerida (transporte, eletricidade...).

- Pense também em quem o cozinhou e no carinho e/ou no tempo que lhe dedicaram.
- Permita que a gratidão para com todos que participaram desse processo a invada.
- Lembre-se de incluir a você mesma nesse processo, seja porque cozinhou o alimento ou porque está dedicando um tempo a apreciá-lo.
- Coma devagar, mastigando com cuidado e se esforçando para observar as sensações em sua boca, o maior número possível delas.

Como comer devagar a faz sentir? Sua percepção dos sabores mudou? Você tinha se dado conta de quanta coisa pode sentir quando presta atenção à boca? Notou pensamentos ou emoções enquanto comia?

Lembre-se de que não há uma resposta correta. Você não tem que se sentir diferente, precisa apenas **dar-se conta**.

Variações: esse exercício tem tantas variações quantas você queira. Você pode lhe dedicar mais ou menos tempo em função de sua disponibilidade: praticar com um elemento pequeno (como uma uva, uma fruta seca) ou uma bebida caso lhe pareça mais fácil; fazê-lo só ou acompanhada. A ideia é acostumar-se a prestar atenção para que isso se torne um hábito.

> Confie. Observe. Escute-se com o coração. E, naturalmente, desfrute enquanto come.

COMER COM PLENA ATENÇÃO

O que é comer com plena atenção?

Antes de entrarmos no maravilhoso mundo da alimentação consciente, queremos lhe expor os princípios da **plena atenção**:

- É focar deliberadamente, e sem julgamentos, no momento presente.
- Trata-se de abarcar tanto nossos processos internos como o ambiente que nos rodeia.
- Você deve ser consciente de seus pensamentos, emoções e sensações físicas no momento presente.

O foco não é perder peso, mas ter uma saúde melhor

- Com a prática da alimentação consciente você se libertará de padrões repetitivos e habituais de pensamentos, sentimentos e ações.

Ao comer com plena atenção...
- Você se dará conta das oportunidades positivas e nutritivas disponíveis por meio da seleção e da preparação de alimentos respeitando sua sabedoria interna.
- Utilizará todos os seus sentidos para escolher comer alimentos que sejam tanto prazerosos para você como nutritivos para seu corpo.
- Você reconhecerá as respostas aos alimentos (se lhe parecem agradáveis, desagradáveis ou neutros) sem preconceitos.
- Será consciente de sua fome física e dos sinais de saciedade para guiar suas decisões de começar a comer e parar.

Alguém que come com plena atenção...
- Reconhece que não existe uma maneira correta ou incorreta de comer, e sim diversos graus de consciência em torno da experiência com a comida.
- Aceita que suas experiências ao comer são únicas.
- Dirige, por escolha, sua atenção plena para a alimentação.
- Toma consciência de que escolhas podem reforçar sua saúde e seu bem-estar.
- É consciente da interconexão entre o planeta, os seres vivos e as práticas culturais, e do impacto que suas escolhas têm nesses sistemas.
- Pratica a plena atenção para promover o equilíbrio, a escolha, a sabedoria e a aceitação do que você é.

Agora cabe a você entender que nossa relação com a comida deveria ser uma prioridade. Ainda que agora não o veja, essa relação reflete sua atitude em relação ao seu entorno e a você mesma.

Como prática, a alimentação com plena atenção pode torná-la consciente de suas próprias ações, pensamentos, sentimentos e motivações, e lhe dar a chave para se sentir com uma vibração alta, um estado completo de bem-estar físico, mental e emocional.

Vamos ajudá-la a conseguir essa relação equilibrada, respeitosa e alegre com a comida e sua alimentação, porque comer com plena atenção melhorará seu bem-estar.

Por que comer com plena atenção?
Cada vez mais investigações sugerem que as **distrações ao comer** impedem que uma pessoa desfrute da porção que leva à boca. Denominada "comer inconsciente", essa conduta tão habitual em nossos dias foi vinculada ao comer em excesso, ao estresse, à ansiedade e ao aumento de peso.

Agora você se perguntará como pode distinguir se está comendo de forma inconsciente ou distraída, não é verdade?

Uma forma muito rápida de sabê-lo é recordando o que você comeu ontem no jantar. Lembra-se disso com exatidão? Pode descrever os aromas, o sabor, a textura? Se é difícil recordar qualquer desses detalhes, é evidente que você não comeu com plena atenção.

Comer com plena atenção a ajudará a aprender a se conectar com a experiência direta de comer. Reconectar-se com sua experiência sensorial direta pode se converter no começo de um despertar em torno da comida e da alimentação. Você descobrirá que o sabor dos alimentos comuns pode se transformar ao praticar a atenção plena enquanto come.

Como comer atenta à porção que você leva à boca vai mudá-la?
Ao fazer uma pausa e ter curiosidade focalizamos a mente, criamos um foco na porção que levamos à nossa boca. Comer com atenção cultiva o enraizamento do momento presente em nossa consciência.

Quando você tentar isso, descobrirá que a plena atenção pode ser o condimento perfeito para qualquer comida. No próximo capítulo lhe apresentaremos um exercício para praticá-la.

LEMBRE-SE

- Comer com plena atenção lhe dará poder, você se fortalecerá.
- Você nutrirá não só seu corpo, mas também sua mente e seu coração.
- Ficará mais fácil com a prática.
- A tornará consciente de sua inter-relação com outras pessoas e com o planeta.

- Contribuirá também para o bem-estar da Terra.
- É divertido.
- Favorece que você compreenda suas verdadeiras necessidades.
- Vai ajudá-la a se tornar consciente de seus pensamentos, sentimentos e sensações físicas em relação à alimentação.
- Vai ajudá-la a se reconectar com sua sabedoria interna inata acerca da fome e da saciedade.
- Vai fortalecê-la para fazer escolhas mais saudáveis, em contraste com as dietas, que podem conduzir a sentimentos de privação.
- Vai ajudá-la a trazer aceitação e equilíbrio para sua vida.
- Vai ajudá-la a se libertar dos padrões reativos habituais.

ESCUTE SEU CORPO

Escutar seu corpo supõe sentir e perceber seus sinais internos (fome, saciedade, tensão muscular, níveis de cansaço, respiração...) e saber interpretá-los corretamente. Em termos científicos, isso se chama interocepção. O problema é que raramente escutamos nosso corpo.

> Quanto mais você cuidar de seu corpo, mais seu corpo cuidará de você

Um dos obstáculos que a humanidade enfrenta para viver em harmonia é a falta de comunicação entre as pessoas. Da mesma maneira, nos esquecemos de que escutando o corpo também nos escutamos e nos comunicamos com nós mesmas. Contudo, o ritmo em que costumamos viver atualmente impede a comunicação.

A inovação tecnológica estabelece novas formas de nos relacionarmos. Em nossos dias, a comunicação virtual prevalece sobre a conversa cara a cara. Porém, além disso, sem dúvida, o que mais ignoramos é escutarmos a nós mesmas, o que é uma pena, porque escutando nosso corpo podemos entender muitas das coisas que nos ocorrem.

Mas de que precisamos para aprender a nos escutar? Segundo o *Diccionario de la Real Academia*, escutar é:
1. Prestar atenção ao que se ouve.
2. Dar ouvidos, cumprir uma ordem, conselho ou sugestão.
3. Aplicar o ouvido para ouvir algo.
4. Em medicina, o método de ouvir os ruídos do corpo durante o exame físico.

Carl Gustav Jung disse:

Contrai-se uma neurose por ter desconhecido as leis fundamentais do corpo vivente e por ter se distanciado dele. O corpo então se rebela e aparece como um monstro ante a consciência que tenta instituir, suprimir ou deslocar, segundo seu capricho, partes importantes do funcionamento basal da natureza do organismo humano.

Ao escutar o corpo, escutamos o que ele necessita. Atualmente, as pessoas perderam o contato consigo mesmas (certamente porque ainda não se inventou o dispositivo tecnológico para falar consigo mesmo). As preocupações da vida diária, o desempenho profissional, o cuidado dos filhos... deslocam nossa atenção para o que se passa fora de nós mesmas.

Há uma grande quantidade de livros, revistas e artigos nas redes sociais sobre o cuidado com o corpo, mas continuamos sem escutá-los até que aparece uma doença ou nos encontramos desanimadas.

Geralmente, somos pessoas com muitas responsabilidades e ignoramos os sinais que nosso corpo nos envia quando está incubando uma doença, quando nos encontramos mal. Sempre que isso ocorre, nossas escolhas alimentares não são de todo saudáveis, nem sequer nossas decisões o são. E isso ocorre porque não prestamos atenção aos sintomas que o corpo nos apresenta.

Em outras ocasiões, recorremos a diferentes médicos em busca de uma solução para o que nos acontece, indo de um especialista a outro, sem uma causa física conhecida para nosso mal-estar, até que acabamos num psicólogo.

Não se surpreenda! O corpo grita o que a mente cala. Escutando o corpo se evitariam muitos dos problemas que temos e seríamos capazes inclusive de prevenir doenças. O corpo se expressa por meio da dor ou de sintomas, sem a presença de causas físicas. Algumas de nós levantamos uma barreira que nos impede de expressar nossos sentimentos e pensamentos e somatiza o que calamos.

Por exemplo, os transtornos gástricos estão relacionados com a raiva, ao passo que as erupções de acne costumam ser desenvolvidas por pessoas desprovidas de habilidades para se relacionar com outras. Por isso o que vai mal no corpo se transfere para a mente e o que vai mal na mente com frequência também se transfere para o corpo, seja de maneira direta ou indireta.

A doença, a dor corporal e o estado de ânimo são uma chamada de atenção que dirige o corpo para necessidades não satisfeitas. Essa chamada merece uma pausa e uma avaliação.

Por outro lado, quem reprime a expressão de suas emoções deixa de estar em contato com seu corpo e se insensibiliza.

O oculto procura ver a luz. A sintomatologia faz parte da sombra.

A sombra é aquela parte de nossa consciência que permanece oculta. Os sintomas nos levam a reconhecer essa parte que não queremos ver. O desequilíbrio em que nos encontramos se manifesta repetidamente até que lhe prestemos atenção.

Uma doença, uma dor e um estado de ânimo nos obrigam a reconhecer aquilo que nos falta. Integrar e assimilar o significado do sintoma nos permite harmonizar nossa vida. Admitir o que nos falta é parte do processo de individuação ou, em outras palavras, de chegar **a ser você mesma**.

É muito importante que você saiba reconhecer o momento que está vivendo quando seu corpo fala: escutando-o, você poderá detectar o que necessita.

Para escutar a mensagem do sintoma, faça-se duas perguntas:
- Qual é sua origem?
- Qual é seu propósito?

Porque nada, absolutamente nada, acontece por casualidade. Tudo ocorre por um motivo.

Desse modo, analise:

- Que vida você estava levando quando o sintoma se apresentou pela primeira vez? Permite-lhe fazer um corte em sua linha vital.
- Onde você se encontra em seu processo de individuação? Leva-a a identificar a direção pela qual ele a conduz.

O fim dos problemas passa por sanar aquilo que lhe falta e impede seu livre desenvolvimento. Aproveite a oportunidade de entrar em contato com sua sombra nesses momentos de dor ou quando outro sintoma se manifestar. É uma oportunidade de se conhecer e de aprender.

Escute seu corpo, não se feche numa carapaça como uma tartaruga; você poderá aprender coisas importantes sobre si mesma. Não podemos ignorar o que nosso corpo nos diz, já que ele tem todas as respostas para nossas sensações. Não reprima suas emoções: escute seu interior e deixe-as brotar.

A **fome emocional** é resultado ou consequência direta de um acúmulo de emoções reprimidas. Aprendemos a viver em alerta de modo permanente, o que na maioria das vezes nos impede de tomar verdadeira consciência do que nosso corpo tenta dizer.

Devemos aprender a escutá-lo, pois nele se encontram respostas para várias de nossas inquietudes e pesares, para os pensamentos que nos preocupam, e infelizmente **comer** sem controle é a única solução que lhe estamos dando.

Cada pessoa deve desenvolver sua maneira de se sintonizar com suas necessidades corporais, pois as sensações são tão diversas e complexas que seria impossível fazer uma lista delas. Cada indivíduo é um mundo, mas podemos começar por coisas simples, por exemplo, descansar quando se está cansada, chorar quando se sente necessidade, comer quando se tem fome, dormir quando se tem sono. É importante notar suas reações ante tais situações. Devemos nos permitir entender como nosso corpo se sente e escutá-lo.

Tendemos a reprimir a completa expressão de nossas emoções através da comida, o que nos leva a uma satisfação passageira e nos impede de canalizar nossos sentimentos.

É necessário **aliviar nossa carga emocional** e dar lugar a uma nova atitude que nos ajude a gerar sentimentos mais saudáveis. Isto é, devemos ser conscientes do que ocorre em nosso corpo e ser capazes de resolver aquilo que tentamos manter adormecido durante tanto tempo.

O principal benefício de escutar seu corpo é que isso a levará a tomar decisões melhores.

- Continuo comendo ou paro?
- Faço exercício hoje ou me dou um dia de descanso?
- Continuo correndo ou é melhor parar?
- Preciso dormir mais?
- Peço outro copo de vinho?

Esse tipo de decisão tem impacto nas áreas mais importantes de nossa saúde: alimentação, descanso, atividade física e emoções.

LEMBRE-SE
- Aprenda a perceber seus sinais corporais.
- Tome consciência de suas carências.
- Interprete esses sinais.
- Procure padrões de conduta e anote-os.
- Não julgue o que observa e sente.
- Não se apresse a mudar algo imediatamente.
- Apenas se dê conta do que experimenta.
- Mantenha sempre uma mentalidade curiosa.
- Seu corpo já conta com a sabedoria para melhorar, você deve confiar nele.
- Essa informação a guiará para um melhor corpo e uma melhor saúde.

ESTRATÉGIAS PARA DIMINUIR A ANSIEDADE POR COMER (DICAS PRÁTICAS PARA NOS AMARMOS)

Coma mais devagar

Certamente você já ouviu sobre essa técnica simples e fácil, mas provavelmente não sabe o efeito poderoso e transformador que ela apresenta. O melhor de tudo é que é grátis. No que diz respeito ao uso de comprimidos inibidores do apetite, sempre se deve consultar um profissional de saúde. Ainda que eles sejam de venda livre, há condições de saúde que tornam perigoso o uso desses fármacos ou complementos, quer sejam naturais ou não. Em geral, não são recomendáveis para pessoas com hipertensão, tireoides, doença renal, diabetes e sobretudo problemas emocionais, porque os quilos a mais são uma forma que seu corpo tem de lhe dizer que há algo em sua vida que você está descuidando. Um comprimido jamais solucionará um problema emocional até que você mesma o enfrente.

> **Não se trata de comer perfeitamente, e sim de tomar as melhores decisões**

Alguma vez lhe aconteceu de comer, comer, e, por mais que se sentisse satisfeita, não conseguir parar de comer?

Não se preocupe, já que não é por um problema de força de vontade. Uma das estratégias mais poderosas e eficazes para perder peso sem mudar o que come consiste em **comer mais devagar**. A forma como se come pode ser inclusive mais importante do que aquilo que se come.

Atrevemo-nos a afirmar que 50% das pessoas que sofrem de disfunções digestivas — como inflamação do estômago, prisão de ventre, acidez ou refluxo — poderiam diminuir seus sintomas de forma considerável e sem medicamentos se comessem mais devagar.

Vamos lhe explicar por quê: nosso corpo tem um brilhante mecanismo de defesa que é ativado quando nos sentimos estressados. O estresse, de que já falamos, não é mais do que uma resposta fisiológica do corpo diante de uma ameaça, seja ela real ou imaginária. Nosso corpo, naturalmente e por instinto, interromperá todas as atividades que não são necessárias para sua sobrevivência e manterá apenas as que nos ajudam a nos livrar da ameaça.

Sob essa situação de estresse, nosso corpo:

- Manda quatro vezes menos sangue para nosso sistema digestivo, o que ocasiona um menor metabolismo e um menor poder de absorção de nutrientes.
- Diminui a quantidade do hormônio da tireoide e do hormônio do crescimento, dois dos mais importantes de nosso sistema metabólico.

- Incrementa os hormônios de cortisol e de insulina (os hormônios conhecidos como "armazenagordura").
- Diminui a flora intestinal no sistema digestivo (o que ocasiona todo um caos em sua saúde).
- Diminui e até destrói a função mitocondrial. A mitocôndria é um orgânulo das células que se encarrega de produzir energia para o corpo. Ao diminuir a função mitocondrial, se produz menos energia, o que reduz nossa capacidade para queimar calorias e, por conseguinte, nosso metabolismo também.
- Expulsa os minerais de nosso corpo através do suor e da urina.
- Diminui nosso consumo de oxigênio; e menos oxigênio equivale a um menor metabolismo.
- Incrementa a inflamação. Quando nossos órgãos se inflamam, gera-se um estado de doença.
- Tende-se a tomar más decisões alimentícias: comemos demais, mais depressa, de forma menos consciente e muito mais alimentos calóricos.

É preciso compreender que, quando se come rápido, nosso corpo entra nesse estado de estresse em que se ativa o já mencionado mecanismo de sobrevivência, ainda que não haja uma verdadeira ameaça!

Sendo assim, quando comemos rápido:

- Ativamos a resposta fisiológica do estresse, na qual se armazena gordura e não se desenvolve músculo (ainda que comamos em poucas quantidades e façamos muito esporte).
- Nosso cérebro não registra que já comeu! Portanto, nos pedirá que comamos mais, mesmo que estejamos completamente satisfeitas.
- Nossa capacidade para absorver e assimilar nutrientes diminui entre 40% e 60%, ainda que comamos a comida mais nutritiva do mundo.
- Não recebemos todo o prazer dos alimentos que consumimos, o que provoca uma diminuição do metabolismo e uma tendência a comer compulsivamente.

Faça uma pausa antes de se sentar para comer e conceda-se tempo:
- Antes de comer a primeira porção, faça entre cinco e dez respirações profundas. Dessa forma você desativa seu mecanismo de defesa e relaxa seu sistema nervoso.
- Entre uma porção e outra, deixe o garfo ou a colher na mesa enquanto mastiga a comida.
- Respire profundamente entre cada porção.
- Se em geral você mastiga três vezes cada porção, tente aumentar para seis mastigações.
- Se normalmente você come rápido (em cinco minutos), tente fazê-lo em sete minutos.
- Desfrute dos cheiros da comida, do sabor, da textura, da forma do prato; ative todos os seus sinais sensoriais para gozar ao máximo da experiência.

Não se desespere! Tudo nesta vida **precisa de tempo**, você também precisa de tempo para incorporar essa prática sensorial em seu dia a dia. Se precisar, ponha um lembrete na mesa ou na porta da geladeira para que pouco a pouco você vá criando esse novo hábito. Você começará a notar muitas mudanças em sua digestão, seus níveis de energia, seu peso e seu apetite.

TRUQUES NUTRICIONAIS PARA VENCER A ANSIEDADE (EXERCÍCIO)

A fome e os estados de ânimo podem nos levar a um círculo vicioso. A ansiedade é um dos principais problemas de que padece a população mundial hoje em dia. Seus efeitos podem interferir em todos os âmbitos de nossa vida, inclusive em nossos hábitos alimentícios.

> Escute as necessidades de seu corpo, não as da dieta

Por trás dessas más rotinas nutricionais há um pano de fundo associado a algum tipo de alteração emocional no qual a ansiedade tende a ter um papel central.

Quando nossos costumes e condutas relacionados com a alimentação estão condicionados por nossos estados de ânimo — no caso que nos ocupa, um estado de ânimo ansioso —, podemos falar de alimentação emocional. Não obstante, essas condutas também podem se ver afetadas por outras emoções, como a tristeza. Nesses casos, você não come porque tem fome ou sente uma necessidade física de comer, e sim para saciar suas necessidades emocionais.

Comer é uma atividade que libera muitos neurotransmissores, como a dopamina, que fazem com que nos sintamos bem. Contudo, depois podem aparecer sentimentos de culpabilidade. A recompensa e a sensação imediata de bem-estar ajudam a diminuir a angústia provocada pela ansiedade.

Dessa forma, embora nem sempre você tenha consciência disso, é muito provável que naqueles dias que lhe parecem estressantes ou angustiantes você acabe consumindo comidas pouco saudáveis que a fazem se sentir bem.

Embora permitir-se um capricho de vez em quando seja algo normal, e inclusive recomendável, determinar nossa alimentação com base em como nos sentimos ou tentar enfrentar os problemas com comida pode nos fazer cair num círculo vicioso muito prejudicial para nossa saúde tanto física como mental.

O principal problema de comer por ansiedade é que não se pode satisfazer essa sensação com comida, já que certamente vamos acabar nos sentindo pior que antes.

Comer de maneira compulsiva é um sintoma muito característico dos estados de ansiedade. Quando você busca na comida um alívio momentâneo das emoções negativas, precisa compreender que o problema não reside no ato de comer ou na comida, e sim na própria ansiedade. Portanto, se você for capaz de controlá-la, lhe parecerá muito mais fácil aplacar a necessidade imperiosa de comer **comida pouco saudável**.

Existem razões que propiciam essa necessidade de comer por ansiedade:

1. **Incapacidade de administrar as emoções:** tradicionalmente nos foi ensinado que as emoções negativas não têm nenhuma utilidade e só nos fazem sofrer, razão pela qual é melhor escondê-las, reprimi-las ou contê-las. Por isso muitas pessoas são incapazes de administrar suas emoções de maneira adequada e satisfatória. Portanto, comer por ansiedade se tornou uma solução habitual.
2. **Excesso de autocontrole:** o fato de passar o dia todo tentando reprimir ou controlar a vontade de comer pode acabar ocasionando

um efeito rebote pelo qual se acaba comendo grandes quantidades de comida em pouco tempo.
3. **Comida como única fonte de prazer:** desfrutar de uma boa comida é um prazer nada desprezível. Entretanto, quando só encontramos o bem-estar através dela, convertendo-a na "única responsável" por nossa satisfação, estamos diante de um problema. Aliviar nossa ansiedade unicamente com comida nos fará entrar numa espiral de mal-estar.

A necessidade de comer causada pela ansiedade ou pela fome emocional tende a aparecer de maneira repentina e com uma intensidade tão elevada que na maioria das vezes é muito difícil resistir a ela ou distingui-la de um ataque habitual de fome física. Não obstante, existem alguns sinais que podem lhe ajudar a identificar se essa fome é real ou provocada por seu estado de ânimo:

1. Surge de maneira imprevista e repentina.
2. Não se origina no estômago. É a sua mente que gera uma série de imagens mentais e representações de comida; seu sabor, sua textura, seu cheiro...
3. Você come de maneira automática, sem ter consciência do tempo nem das quantidades.
4. Costumam lhe apetecer alimentos de um tipo ou comidas específicas, quase sempre comidas gordas ou *junk food*.
5. Você não se sente saciada.
6. Depois de comer aparecem sentimentos de culpa, arrependimento ou vergonha.

Controlar essa atitude provocada pela ansiedade não é uma tarefa fácil, já que a fome, as emoções e os sentimentos nem sempre são fáceis de administrar.

Em seguida, lhe damos uma série de conselhos que podem ajudá-la na hora de controlar e reduzir a necessidade de comer provocada pela ansiedade:

1. **Procure ajuda profissional:** uma vez que você tenha consciência de que sua ansiedade ou estado de ânimo fazem com que

você não possa resistir a assaltar a geladeira de maneira compulsiva, lhe recomendamos consultar um profissional em nutrição e psicologia que a ajude a manejar e diminuir os sintomas de ansiedade e, assim, a necessidade de comer.
2. **Identifique as situações ou momentos em que a fome aparece:** certamente a necessidade de comer surge motivada por algum acontecimento que a afetou no nível emocional. Esses acontecimentos podem se dever a preocupações profissionais ou familiares, uma má notícia, um mal encontro, ou inclusive mudanças hormonais próprias do ciclo menstrual. Se você for capaz de detectar os momentos em que essa sensação aparece, lhe será muito mais fácil prevê-los e elaborar estratégias que a ajudem a evitar a compulsão por comer.
3. **Aprenda a administrar suas emoções:** é essencial não reprimir e ocultar as emoções negativas, e sim percebê-las como sinais internos de que há algo em sua vida que você deve mudar ou melhorar. Uma boa gestão emocional que lhe sirva para encontrar uma saída satisfatória para suas emoções diminuirá seus níveis de angústia e de tensão e, portanto, sua necessidade de comer.
4. **Procure outro tipo de recompensas:** para evitar a fome por ansiedade, você pode procurar outro tipo de recompensa que lhe proporcione a mesma satisfação, mas sem as consequências negativas de comer compulsivamente.
5. **Faça exercícios de relaxamento** que a ajudem a diminuir a tensão e acalmar seu estado de ânimo; isso terá uma consequência direta e positiva sobre seus níveis de ansiedade.
6. **Durma o suficiente:** não dormir um número suficiente de horas também tem um efeito direto sobre seu organismo, porque aumenta os níveis de fome. Se a isso você soma a fome provocada pela ansiedade, que se vê potencializada por não dormir, voltará a entrar num looping de ansiedade-sono que não a beneficiará em absoluto.
7. **Realize atividade física:** a atividade física moderada a ajudará a relaxar a tensão acumulada — razão pela qual é uma aliada perfeita na hora de diminuir os níveis de ansiedade — e a aumentar os níveis de dopamina, um neurotransmissor que participa

de múltiplas funções cerebrais, entre as quais mencionaremos a motivação e a recompensa diante de estímulos prazerosos, a indução à repetição das condutas que nos proporcionam prazer, como a alimentação, o sono, o humor e a atenção, entre outras. Um déficit de dopamina, ao contrário, pode provocar a falta de motivação e a baixa autoestima e, como já comentamos, isso leva a tomar decisões pouco saudáveis no dia a dia.

8. **Beba muita água:** aumentar seu consumo diário de água a ajudará a manter a sensação de fome sob controle; beber água pode ajudá-la a diminuir a sensação de fome por ansiedade.
9. **Mantenha a mente ocupada:** tentar distrair sua mente naqueles momentos em que a fome por ansiedade aparece pode ser uma boa estratégia. Desviar a atenção com atividades prazerosas para você, como a leitura ou conversar com alguém, pode ser de grande ajuda.

Se seu caso é pontual e a ansiedade é somente algo que aparece de vez em quando, pegue papel e caneta, anote todos os nossos conselhos e pregue-os em sua geladeira:

1. De maneira ocasional, mastigue chicletes; mascar a tranquilizará e aumentará o fluxo sanguíneo para o cérebro.
2. Utilize estévia e açúcar de coco em vez de açúcar ou outros adoçantes. Esses edulcorantes naturais regulam os níveis de açúcar no sangue e a pressão, e com isso se reduz a ansiedade por comer e se evita a acumulação de gorduras.
3. Coma amendoins crus e nozes. Os amendoins crus são um dos alimentos mais ricos em niacina ou vitamina B3. A carência dessa vitamina B3 causa ansiedade e insônia. As nozes são muito boas contra o nervosismo.
4. Tome 3,5g de alcaçuz por dia, pois elimina a ansiedade por comer e reduz a fome e a gordura acumulada no organismo. Não se deve abusar, porque seu consumo de forma abusiva ou prolongada pode reduzir os níveis de potássio e aumentar, ao contrário, os de sódio, o que representaria um grave risco para pessoas hipertensas ou com alguma enfermidade renal. Tampouco recomendamos isso durante a gravidez e a lactância. Advertimos

também que o alcaçuz pode chegar a interferir com alguns medicamentos, como a insulina no tratamento de diabéticos.
5. Consuma menos bebidas estimulantes, como café e chás com cafeína, e bebidas gasosas açucaradas. Pode parecer que você se ativa ao tomá-las, mas **cuidado!** Essa ativação se converte em ansiedade.
6. Acrescente um pouco de pimenta, embora não diariamente: uma substância, a capsaicina, é a responsável. A pimenta reduz a sensação de fome e aumenta o gasto calórico. Isso se deve à termogênese, que faz liberar mais calor para o corpo empregando energia extra nisso, o que também a fará se sentir mais saciada. Se você a consumir diariamente, o corpo se acostumará e não reagirá da mesma maneira. Seria preciso consumir mais pimenta, o que poderia fazer mal a seu estômago.
7. Coma de três em três horas se você sofre muito de ansiedade. Você tem que perceber quando sente fome realmente; se ainda assim você não distingue a fome real da emocional, comer de três em três horas em pequenas quantidades a ajudará.
8. Leve em conta as cores da fome: evite o vermelho e o amarelo; as cores vendem e as cores acertadas vendem mais. Se você prestar atenção, muitos restaurantes, sobretudo de fast-food, são decorados com vermelho e amarelo. Ao que parece, quando o cérebro os processa, põe em marcha mecanismos que a fazem sentir fome. Evite essas cores em sua sala de jantar e em sua cozinha.
9. Para beliscar, coma picles: têm poucas calorias, são crocantes e requerem uma mastigação contundente, dois fatores que aumentam a sensação de saciedade.

> A forma de seu corpo nunca vai definir quem você é por dentro

10. Coma com um garfo grande e um prato pequeno. Há uma defasagem entre o instante em que uma pessoa já comeu o bastante e o momento em que seu estômago se sente satisfeito. Para determinar este último, seu cérebro se fixa em elementos externos e recebe a indicação visual de ter comido mais se os talheres são grandes e o prato permanece vazio. Portanto, é melhor que este seja pequeno.
11. Consuma alimentos que elevem a serotonina (neurotransmissor muito relacionado com o controle das emoções e o estado de ânimo, que regula também o apetite, causando a sensação

de saciedade). Foi estudado que a falta de serotonina gera angústia, irritabilidade e ansiedade, que muito comumente costuma se manifestar em relação à comida. Há alimentos que elevam seus níveis: são os ricos num aminoácido essencial, o triptófano, que se encontra no abacaxi, nas bananas, no espinafre, nos aspargos, no tofu...

12. Consuma alimentos com fibra inulina (família dos glicídios complexos, compostos de cadeias moleculares de frutose que, além de ser fonte de fibra, a ajudarão a regular o peso, já que favorecem a sensação de plenitude e controle do apetite). Todos os alimentos ricos em fibra saciam, sobretudo se fornecem fibras solúveis — atraem a água e se convertem em gel durante o processo digestivo — e se essas fibras contêm inulina. Alimentos como a chicória, o alho-poró, a cebola, o cardo, a alcachofra ou o alho a ajudarão a se sentir saciada.

13. Tome infusões antiquilos que aplacam o apetite voraz, como a passiflora, a flor de laranjeira, a valeriana e a erva-cidreira, ou uma mistura delas: vão ajudá-la a reduzir a ansiedade por comida.

14. Desfrute do pão com azeite. O ácido oleico, um ácido graxo abundante no azeite de oliva, ajuda a saciar o estômago. Uma vez que esse ácido chega ao intestino, converte-se num composto, a oleiletanolamida, que freia a fome. Portanto, um bom café da manhã ou lanche seria incluir pão, sempre integral, com azeite de oliva extra virgem.

15. Durma bem, porque sacia. Dormir menos de sete horas aumenta os hormônios que estimulam o apetite, segundo alguns estudos.

16. Coma alguma coisa quando notar essa inquietação suspeita, para evitar a comilança posteriormente. Se sente vontade de comer fora de hora, coma algo simples. Cerque-se de boas opções: frutas, frutos secos, cereais integrais, caldos sem gordura, palitos de verdura ou inclusive um pedacinho de chocolate (que contenha mais de 70% de cacau).

17. Leve em conta os cheiros, pois eles ativam as células nervosas do nariz, que enviam sinais diferentes para o cérebro. O aroma de menta ajudará sua silhueta. Um estudo para a Fundação

para o Tratamento e Investigação do Olfato e do Gosto de Chicago demonstrou que as pessoas que a cada duas horas inalam aroma de menta (você pode ter à mão um aroma essencial) comem umas 2.700 calorias a menos por semana.

18. Pense que uma única cor enche antes o estômago. A variedade de cores num prato assegura mais fornecimento de nutrientes, porém em época de especial ansiedade evite-a. Se houver muitas cores em seu prato, você vai querer provar todos os sabores.

19. Passeie. A realização de qualquer atividade física contribui para reduzir a sensação de fome. A atividade aeróbica (caminhar, andar de bicicleta, dançar, correr, nadar) estimula dois dos principais hormônios que regulam o apetite. Assim, se você tem dificuldade para se controlar com a comida, esse tipo de atividade a ajudará mais do que fazer exercícios de força.

LEMBRE-SE
- Tenha consciência de que tem ansiedade pela comida.
- Procure ajuda profissional.
- Identifique os momentos em que a fome aparece.
- Aprenda a liberar as emoções negativas, não as reprima.
- Busque outro tipo de recompensa que não seja comida.
- Faça exercícios de relaxamento.
- Durma e descanse o suficiente.
- Realize alguma atividade física que lhe agrade.
- Beba muita água.

8. A magia de amar seu corpo e sua mente

COMO VOCÊ SE SENTE AO COMER

Com certeza você já sentiu, provavelmente mais de uma vez, a sensação de "borboletas" no estômago ou, ao contrário, quando teve um desgosto sentiu como se "seu estômago se fechasse". Não é por acaso: a ciência diz que de fato existe uma relação direta entre o estômago e as emoções. É importante saber que, no nível intestinal, existe uma grande quantidade de neurônios que estão em contato contínuo com o que sentimos. Há inclusive um eixo intestino-cerebral que está em constante comunicação. Por tudo isso, devemos ter consciência de como se relacionam nossa mente, nosso corpo e nosso espírito. Somos um todo!

> Não somos nosso corpo. Mas o corpo é um mapa, um guia que nos fala de nosso próprio percurso interno, do percurso de nossa consciência

Responda à seguinte pergunta: quando você se sente melhor: quando sabe que está comendo bem ou quando abusa de alimentos pré-cozidos ou processados? Segundo alguns estudos médicos, **alimentar-se de forma saudável tem um efeito positivo em seu cérebro**. Além disso, leve em conta que a comida afeta não só sua digestão, sua saúde intestinal e seu estado de ânimo, mas também a sua mente. O que você pensa ou sente também influi em sua flora bacteriana (se você se sente mal, às vezes ataca a geladeira, ou não?). Tudo é um círculo conectado. Como diz o ditado popular: "Somos o que comemos."

Literalmente, o que consumimos forma nossas células e nos fornece bactérias, e com isso se renovam nossos órgãos. Portanto, tudo o que comemos compõe nosso organismo.

A verdadeira chave para entender a relação dieta-emoção não está nas restrições, e sim no tipo de alimentos que escolhemos.

Privamo-nos dos alimentos de que gostamos e costumamos cair na monotonia, de forma que o que comemos deixa de parecer atraente. Nosso cérebro precisa ver cores e variedade, já que associa isso a um maior fornecimento de vitaminas e minerais.

E, se você ainda não está convencida de que uma alimentação equilibrada pode fazer com que sua vida seja melhor, uma última reflexão: quando comer um *waffle* ou pedir uma pizza porque está com preguiça de cozinhar (já dissemos que o "perigo" reside na repetição habitual dessas ações), pense não só no sabor desses alimentos, mas também em seu forte impacto em sua saúde mental.

Vamos lhe propor um exercício prático.

Precisamos que:

1. Você se permita estar sozinha, num lugar tranquilo, em que saiba que não será incomodada.
2. Tenha com você o alimento que mais a provoca (batatas fritas, chocolate, sorvete, pão etc.)

Queremos que você experiencie por si mesma a mudança na emoção que vai sentir por esse alimento e pela situação que vamos lhe apresentar, antes e depois de realizar o exercício.

Os resultados a surpreenderão agradavelmente!

Perguntas para tomar consciência
- Que comida ou que alimento a deixa mais tentada?
- Anote de 0 a 10 (0 é nada de ansiedade e 10 é o nível máximo de ansiedade) qual é o nível de ansiedade que você sente ao ver esse alimento.
- Anote de 0 a 10 qual é o nível de ansiedade que você sente ao ver a comida em suas festas.
- Anote de 0 a 10 qual é o nível de ansiedade que você sente ao ver a comida depois de não a ter comido. Faça o mesmo visualizando-se comendo-a durante as celebrações festivas.
- Como se sentiu depois de realizar a prática?
- Anote os resultados que observar nas próximas vezes que enfrentar essas situações e realize o exercício para resolver a ansiedade. Assim, você observará seus próprios avanços. Escreva num papel

qual lembrança a levou a esse nível de ansiedade, o que lhe ocorria, como você se sentia nesse momento em que estava recordando e como se sente agora.

Lembre-se de que pode pôr esta técnica em prática cada vez que se sentir ansiosa, triste, estressada... e seu estado mental a leve a comer, a lhe provocar uma comilança, a fazê-la se refugiar na comida. Dê-se alguns minutos, permita-se sentir essas emoções para que passem, para se acalmar, sentir satisfação e bem-estar. Você sempre vai poder recorrer à comida se nesse momento isso não funcionar. Apenas **não se culpe, não se sinta mal**. Você está no caminho da aprendizagem e é só uma questão de tempo.

GOSTE-SE, AME-SE E SEMPRE FALE CARINHOSAMENTE CONSIGO MESMA

EMOÇÕES QUE VOCÊ NÃO QUER ESCUTAR NEM SENTIR

A alimentação consciente é um elemento a mais para treinar a atenção e não nos deixar levar pelos automatismos. Uma forma a mais de nos darmos conta. E, além disso, no caso da alimentação, é um trabalho especialmente útil porque nossa vida social gira muito habitualmente em torno da comida.

Não existem problemas de falta de recursos. Existem problemas de restrições mentais

Não é que isso seja ruim, é claro. O problema é que, se já costumamos nos distrair quando estamos sozinhas, imagine como é fácil deixar-se levar pela conversa e pela companhia e cair numa comilança sem se dar conta.

A diferença entre comida e alimento é sutil, mas muito importante.

- **Alimento** é aquilo que nos alimenta, o que o corpo necessita para se nutrir e sobreviver.
- **Comida** é tudo o que comemos.

Por exemplo, batatas fritas são comida, não alimento. É importante que compreendamos isso porque, ao trabalhar a alimentação, trataremos de escutar as necessidades do corpo. Comer de forma consciente é simplesmente isso, darmo-nos conta do que comemos, por que e como. Observar o que isso nos faz sentir e proporcionar toda a compaixão e aceitação que possamos. Exatamente o mesmo que em qualquer outro aspecto da vida no qual trabalhemos a consciência.

Com certeza você ouviu dizer que **a alimentação consciente emagrece**. Há muita gente que espera que a alimentação consciente ajude a emagrecer. E é provável que isso seja verdade, porque a maior parte dos fatores que nos levam a engordar tem a ver com não se escutar, com comer automaticamente.

No entanto, comer conscientemente esperando emagrecer é como meditar esperando dormir melhor. Não funciona assim. O que ocorre ao comer com atenção plena é que começamos a nos dar conta da quantidade de vezes que enfiamos comida na nossa boca sem sequer saber por quê.

Às vezes temos vontade de mastigar, ainda que tenhamos jantado e não sintamos fome. E, quando paramos para pensar de onde vem essa necessidade, sentimos que não nos apetece descobri-lo. Queremos apenas nos deixar levar e fazer rodeios. Podemos nos sentir péssimas por essa sensação de "evadir-nos do assunto", mas, se exercitamos a conduta de enfrentamento, isto é, se nos dedicarmos por algum tempo a nos escutar e "estar presentes", nos daremos conta da sensação que temos e poderemos enfrentá-la, o que não significa ter necessariamente que mudá-la de imediato.

A mudança virá quando tiver que vir! E tem a ver com a **gratidão**. Quando trabalhamos a gratidão, somos mais conscientes do que enfiamos na boca, de que necessidades nosso corpo tem e valorizamos muito o que custa cuidar dele.

Joseph Campbell contava que, num dos vilarejos perdidos da Sibéria, depois de caçar um urso, celebrava-se um grande banquete. Na mesa, presidindo-a, colocavam a cabeça do urso. Parece uma tolice, não é verdade? Mas o faziam porque o convidavam para participar do banquete. Era seu convidado de honra porque, graças a ele, o vilarejo ia comer e estaria a salvo de um inverno de fome e de doenças.

Acreditamos que essa história tem uma grande relevância em nossa sociedade, em que compramos a comida cortada em pedaços e embrulhada em pacotes assépticos e na qual muitas crianças nunca viram uma galinha viva em sua vida. Não podemos respeitar nosso alimento se não entendemos quanto trabalho há por trás do prato de comida que temos à nossa frente.

Imagine uma semente na terra. A quantidade de energia do sol, dos nutrientes, da água, as calorias que essa planta vai requerer para crescer. Depois há o agricultor e seu esforço para cultivar, colher e entregar essa planta. Como ela chega até você? Quantas pessoas trabalham para que ela chegue à sua geladeira? Quem a cozinha? Quanto carinho você põe ao cozinhar?

Depois de pensar em tudo isso (a partir da gratidão, claro, não a partir da culpa) e desfrutar dele, o respeito e o agradecimento que sente para com seu alimento a ajudam a tomar decisões que são melhores para seu corpo e para sua mente.

OS MENSAGEIROS EMOCIONAIS

As emoções são mensagens. Compreender nosso universo emocional é essencial para poder ir adiante num mundo complexo e acelerado como esse em que vivemos. Há uma ideia simples que pode ser de grande ajuda para entender como funcionam as emoções: elas nos trazem mensagens. Simples assim. Bem, não tão simples.

Desista de querer que a vida seja como você espera. Permita que a vida seja como tem de ser

Comecemos pelo princípio. Nosso organismo nos envia **mensagens** com uma intenção construtiva, não para nos causar dano (ainda que às vezes possa parecer que sim). Essas mensagens tentam nos avisar de algo que pode nos ser útil: para que reajamos, para que reavaliemos uma situação ou para que aprendamos em face do futuro. E, por sorte ou por desgraça, recebemos mensagens diariamente. Muitas mensagens! De fato, pensando bem, poderíamos dizer que temos uma empresa de envio de mensagens completa.

Vamos imaginar como funciona esse **serviço de envio de mensagens emocional**. Temos um garoto, o mensageiro. A companhia transmite sua missão de forma muito clara: "Vamos lhe dar uma série de envelopes que você deve entregar a tempo. Assegure-se de que seu destinatário os abra e leia seu conteúdo. Se virmos que não cumpriu sua missão, nós o despediremos." A primeira coisa que pode chamar atenção é que lhe é dito de forma categórica que deve entregar as mensagens. Por quê? Porque a vida da pessoa pode estar em jogo. Os sistemas automatizados de seu organismo não sabem se estão lutando com seu chefe, com seu cônjuge ou com um leão na selva. Quem manda em você é o medo quando crê que é necessário. Isto é, se essa emoção se ativa é porque o sistema emocional detectou que essa reação pode ajudá-la a sobreviver nesse momento.

Outra questão-chave é: dizem-lhe que você deve se assegurar de que o destinatário (você) recebe a mensagem, isto é, que escuta a emoção. Isso não acontece quando nos trazem um pacote de nossa loja *online* favorita.

Em nosso caso, receber mensagens e não as escutar não serve de nada se o objetivo é evitar problemas e ajudar-nos a tomar decisões. No entanto, não temos por que lhes fazer caso, ou seja, o mensageiro vai embora contente se abrimos o envelope e compreendemos a mensagem. Depois podemos segui-la ou não, ao fim e ao cabo as emoções também se equivocam, e não poucas vezes.

Em resumo, o mensageiro tem uma grande motivação para que recebamos e abramos os envelopes emocionais. No início ele vem relaxado, com um sorriso, não tem por que desconfiar. Dependendo do dia, nos traz envelopes com um envoltório de cor vermelha ou azul, não é muito difícil imaginar o que significa cada cor.

Quando a grande maioria é de envelopes azuis, tudo está correndo bem. Recebemos o mensageiro com expectativa e corremos para lhe abrir a porta. Estamos encantadas com ele porque o consideramos em parte responsável, ainda que não seja, por todas as boas notícias que nos traz.

Tudo fica muito mais difícil quando começam a nos chegar numerosos envelopes vermelhos numa época complicada. No início, abrimos a porta para o mensageiro com relutância, mas o atendemos. Dentro de pouco tempo começamos a protestar, e após poucas semanas, quando vemos o mensageiro chegar com muitos envelopes vermelhos, pensamos: "Tenho tanta coisa para fazer, vou atendê-lo depois!" O mensageiro, surpreso, começa a tocar a campainha. E nós reagimos aumentando um pouco a música. O mensageiro deixa os envelopes na porta esperando que você vá buscá-los, mas no dia seguinte vê que continuam ali. E, além disso, ele traz outros novos, a maioria vermelhos, naturalmente. É o que o mandam fazer, ele não tem culpa, e, não esqueçamos, o emprego dele está em jogo. No início ele toca a campainha insistentemente e nada mais, mas conforme os dias passam ele a toca cada vez com mais força. E o que isso quer dizer? Que nossas reações emocionais se tornam mais intensas à medida que as evitamos.

Quando o mensageiro vê que ninguém atende há várias semanas, começará a fazer visitas à noite, supondo que nesse caso não haverá desculpas para que não abram a porta. Ninguém está tão ocupado à noite. E isso se traduz em pesadelos e outras alterações do sono.

Isso é só o começo. O mensageiro tem muitos recursos e, se esmurrando a porta não consegue seu objetivo, num momento de desespero tentará pô-la abaixo. Se um dia conseguir fazê-lo, parecerá que tudo explodiu quando menos se esperava e perderemos o controle, isto é, sofreremos uma sobrecarga emocional que poderá acabar num ataque de pânico.

Mas, se você é precavida, terá bloqueado bem a porta por dentro para evitar que o mensageiro a ponha abaixo. Isso gera outro problema adicional: ao bloquear a porta evitamos os perturbadores envelopes vermelhos, mas deixamos de receber também os azuis. Adeus às emoções agradáveis! E isso implica menos prazer, menos ilusão e também menos energia.

Nosso mensageiro não retrocede em seu empenho para entregar os envelopes pendentes. O que ele tentará agora? Por exemplo, jogar pela janela os envelopes amarrados numa pedra. Em sua vida real, estes são os pensamentos automáticos ou obsessivos, grudentos, que não vão embora facilmente. E, se ainda assim continuamos sem nos dignar a abrir — algo que começa a ser compreensível, uma vez que se pode intuir que o encontro com o mensageiro será muito áspero —, este começará a usar técnicas mais agressivas. Falamos de sintomas físicos: dor de estômago, dermatite, contraturas, alergias etc. De onde vêm esses sintomas? Agora você já sabe: do **mensageiro emocional**.

Além disso, é preciso lembrar algo muito importante: como observávamos antes, o mensageiro não exige que você se comporte de acordo com a emoção que é o que muitas vezes nos preocupa: "É que, se revelo a agressividade, verá como ao final acabo fazendo coisas de que me arrependerei." Não funciona assim: o mensageiro emocional quer que você abra o envelope e entenda o que ele diz, ainda que depois decida agir de maneira diferente. O importante é receber a mensagem e entendê-la, não necessariamente cumprir seu conteúdo.

Em resumo, esse mensageiro pode estar alegre e dar-se bem conosco ou ter uma relação terrivelmente conflitiva. Quanto melhor for a relação, quando o mensageiro é sempre bem-vindo e encontra a porta aberta, muito menos danosas serão as emoções.

Cada uma de nós sabe perfeitamente como é sua relação com o mensageiro. Em seu caso, se 0 é muito boa e 10 é muito ruim, como a pontuaria?

VOCÊ É QUEM QUER SER?

Inconscientemente tentamos lutar contra a ordem do universo porque não o conhecemos: lutamos contra a vida, as experiências e as situações que nos desagradam. Tentamos a todo custo modificar aquilo que não precisa ser modificado e, ao fazê-lo, nos deparamos com **bloqueios** que se originam nas próprias leis que regem essa ordem.

> Cada pessoa tem direito a ter uma opinião sobre mim. Mas o que pensam de mim não tem por que perturbar minha paz

A forma de nos libertarmos é deixar de lutar e tentar aproveitar essa magnífica oportunidade para **aprender** e **crescer**. Na medida em que nos **aceitamos** (aceitar-se não é sinônimo de conformar-se), deixaremos de lutar e iremos encontrando o equilíbrio e a paz interior.

Começaremos a fluir e nosso conflitos irão embora.

Tudo se origina em nossa mente e é por aí que temos de começar, para ver que **programas** e que **crenças** estamos "contando" para nós mesmas, e que não só nos dificultam perder peso, como nos impedem de conseguir um estilo de vida saudável e uma relação pacífica com a comida, com o nosso corpo e com nós mesmas.

Se tivéssemos uma bola de cristal e você nos perguntasse quando vai poder finalmente perder peso, nossa resposta seria clara: **quando você aprender a aceitar e amar seu corpo tal como ele é agora.**

A chave é entender que **nosso corpo é arte, é beleza, é amor e é vida** e, para que você possa se reconciliar com ele, o segredo é amá-lo incondicionalmente, tal como ele é agora: **entendendo-o, conhecendo-o, cuidando dele e amando-o.**

Ter o corpo perfeito sai caro. Quantas vezes pensamos que daríamos o que fosse para estar mais magras ou para ter o corpo perfeito? A questão é: o que estamos dispostas a sacrificar para estar mais magras ou tonificadas?

E, quando dizemos que sai caro, não nos referimos ao dinheiro que investimos em dietas, academias, comprimidos para emagrecer ou cirurgias. Referimo-nos:

- À ansiedade constante com relação ao que comer e ao que não comer.
- À culpa quando você come algo que "não está dentro do plano alimentar".
- Ao medo diário de ganhar peso.
- À frustração e a raiva quando seu corpo não perdeu nem um só grama.
- À tristeza que a invade quando vê um número na balança que não lhe agrada.
- À fome intensa que sente porque está de dieta.
- À tremenda força de vontade que deve empregar para "não cair em tentação".
- À quantidade incrível de energia que você deve investir para controlar seu apetite.
- A toda a comida sem graça que não lhe agrada, mas que, como não engorda, "você tem de comer".
- À baixa autoestima.
- À depressão.
- À falta de respeito pelo seu corpo porque você ignora o que ele realmente necessita.

E isso é só o princípio. Sim, o corpo perfeito sai muito caro porque lhe rouba sua felicidade, seu poder pessoal, sua energia vital. O pior de tudo é que seu entusiasmo pelo corpo perfeito não custa somente a você; custa também à sua família, a seus parentes mais próximos, às amizades etc.

Estando tão concentrada na busca pelo corpo perfeito, você rouba das pessoas que estão ao seu redor a melhor versão de você mesma. Não caia na falsa crença tóxica de que você será quem quer ser quando conseguir ter um determinado peso.

A transformação que você tanto deseja acontece quando você aprende a ser mais compassiva consigo mesma (atenção, há uma diferença entre ser compassiva e ser permissiva ou negligente). Você saberá quem é quando aprender a aceitar **todo o seu corpo**, não só as partes que lhe agradam, quando aprender a **respeitar** seu corpo e deixar de abusar dele com expectativas irreais, de rejeitá-lo simplesmente porque não tem a aparência que lhe prometem as revistas ou os meios de comunicação.

Quando você for embora deste mundo não se arrependerá de não ter passado mais horas na academia, de não ter feito mais dieta, ou de não ter sido mais magra. Mas talvez se arrependa de não ter aproveitado mais, de não ter dançado mais, de não ter amado mais, de não ter brincado ou sorrido mais. Sim, possivelmente você se arrependerá de todo o tempo e energia que gastou procurando perder sei lá quantos quilos a mais.

Você realmente deixará de crer em si mesma por causa de alguns quilos a mais? Quer mesmo dar seu poder a um determinado peso? Avalie as seguintes perguntas:

Quem decide como você vive a sua vida? VOCÊ ou seu peso?

O que a leva a se mover para saber quem você é?

Vamos lhe apresentar os aspectos fundamentais para que você se emocione com seu corpo e, sobretudo, com quem você é:

- Introduza em seu plano de alimentação uma grande dose de prazer.
- Deixe de gastar tanto tempo rejeitando-se e comece a aproveitar sua vida.
- Decida ser feliz, porque isso é bom para sua saúde.
- Repita esta frase: "Mereço o melhor que o amor e a vida têm para me oferecer."
- Pare de se angustiar pelo que não pode controlar.
- Pense que seu corpo não tem que ser perfeito para ser maravilhoso.
- Compreenda que o estado de relaxamento cura seu corpo e seu metabolismo.
- Ame-se ao máximo para viver um estilo de vida saudável.
- Lembre-se: a única coisa que você precisa mudar está dentro de você.

- Compreenda que a confiança em si mesma é mais atraente do que um "corpo bonito".
- Pense que viemos para desfrutar, não para ser perfeitas.
- Lembre-se de que o dia mais importante de sua vida é aquele em que você decide ser suficiente.
- Fale bem de si mesma para você, seu corpo a está escutando.
- Lembre-se: você é mais do que um número na balança!
- Conecte-se com você mesma e escute-se, assim estará em condições de aprender a se respeitar: a respeitar seu descanso, seus limites e suas necessidades.
- Não espere que seu corpo adoeça para começar a escutá-lo, atender-lhe e respeitá-lo.
- Você deve tomar cuidado com o que come? Melhor tomar cuidado com o que pensa!
- Leve em conta que nem tudo o que pensamos é certo e nem todos os pensamentos são nossos. Os pensamentos não passam de informação. Não acredite em tudo que lhe dizem. Lembre-se de que temos o poder de mudar nossas crenças e estas, por sua vez, de mudar a nós e à nossa forma de sentir e perceber a realidade.

TÉCNICAS PARA CONECTAR SUA MENTE E SEU CORPO (EXERCÍCIO PRÁTICO)

Se você já conhece nossa filosofia, saberá que estamos convencidas de que a **conexão mente-corpo** pode ajudá-la em grande medida a desativar esses programas que a fizeram ganhar peso e armazenar gordura durante tanto tempo.

Quando você vive dentro de seu corpo, é muito fácil compreender o que necessita.

Você imagina o poder que aprender a escutar seu corpo pode lhe dar? Asseguramos que, se o escutar, deixará de alimentá-lo com *junk food* porque se dará conta da importância de cuidar dele. **Verá seu corpo como um templo sagrado, como a máquina mais potente que a ajuda a transitar pela Terra.** E, dessa maneira, buscará unicamente seu bem-estar.

> Você tem o poder de mudar o que pensa. E o que pensa tem o poder de mudar como você se sente e sua realidade

Estas são cinco técnicas muito simples que a ajudarão a gerar a conexão mente-corpo para começar a jornada rumo ao tão ansiado bem-estar holístico.

> - "Eu irradio saúde e vitalidade. Libero de forma natural o excesso de peso."
> - "Eu valho, eu mereço o melhor. Sou merecedora de um corpo ideal, sadio, forte e de uma vida cheia de felicidade."
> - "Me perdoo, me aceito e me amo."
> - "Amo e aceito meu corpo e minha vida."

1. **Afirmações:** as afirmações positivas são um método muito eficaz que a ajudará a ser mais consciente dessa conexão. Lembre-se de que seu mundo exterior é um reflexo de seu mundo interior. **Assim, se você tem pensamentos positivos, o resultado físico será positivo.**
2. **Visualizações:** a visualização é uma das melhores maneiras de acelerar a perda de peso. Por isso vamos lhe pedir que **todos os dias dedique alguns minutos a se visualizar com o peso ideal;** observando como você se vê, como caminha, como fala, como se sente. Com a visualização, você pode alcançar qualquer objetivo. **Lembre-se de que sua mente é superpoderosa.** Use-a e o observe o que acontece!
3. **Exercícios que integram mente e corpo:** mate dois coelhos com uma cajadada só exercitando ao mesmo tempo não só seu corpo como também sua mente. Você pode começar experimentando ioga, pilates, taichi ou chi kung. Essa combinação é muito poderosa porque nos ajuda a sarar e a funcionar corretamente de uma maneira muito mais rápida.
4. **Técnica para liberar suas emoções:** se damos atenção às nossas emoções e à sensação que elas produzem em nosso corpo, torna-se muito mais fácil que nossa mente entre em contato com nosso corpo, e assim diminuiremos a intensidade das emoções. Existem muitas técnicas para liberá-las; uma muito habitual consiste em, quando você experimentar uma emoção,

dar-se alguns minutos para senti-la, respirando várias vezes profundamente e encontrando o lugar de seu corpo onde ela está situada. Atribua-lhe depois uma cor e uma forma e imagine que ela deixa seu corpo. Uma vez que ela está fora de seu corpo, desfaça-se dela; você pode escrevê-la e em seguida rasgá-la, queimá-la, dar-lhe asas, transformá-la em luz...

Outra técnica que se pode utilizar ao sentir ansiedade pela comida é o *tapping*. Na realidade é uma técnica de autocura que podemos utilizar diante de qualquer emoção. É muito fácil de aprender e segura de usar em seu dia a dia. Trata-se de detectar a emoção com que você quer trabalhar e depois dar-se pequenas pancadinhas com seus dedos em diferentes pontos do corpo para liberá-la.

5. **Exercícios de respiração:** embora a respiração seja essencial, nos esquecemos de respirar corretamente. Observe como um bebê respira. Com certeza você se dará conta de que suas respirações estão longe de ser superficiais. E que, quando inspira, ele expande seu estômago, e, quando expira, o contrai.

Nós, adultos, esquecemos como respirar dessa maneira porque, ao viver sob o estresse e ansiedade, o fazemos de uma forma superficial que reduz a quantidade de oxigênio que chega ao nosso corpo, aumentando assim nossa pressão arterial.

Aprender a respirar conscientemente pode nos ajudar a equilibrar a mente e o corpo. Por isso a convidamos para, a partir de agora, dedicar algum tempo no dia para permitir que a energia do universo entre em seu corpo para recuperar, revitalizar e desbloquear a energia estancada.

Nós a convidamos a respirar profundamente durante cinco minutos; mantenha o ar, inspire com força e expire em cinco tempos. Pratique esse exercício e verá como seu corpo e sua mente começam a relaxar.

COMER COM PLENA ATENÇÃO (EXERCÍCIO PRÁTICO)

A prática do *mindfulness*, ou plena atenção, tem o poder de nos libertar de hábitos automáticos pouco saudáveis.

É possível treinar a mente para estar presente enquanto comemos e aprender a desativar o "piloto automático" por um tempo de maneira que a mente permaneça atenta ao ato de comer. Trata-se tão somente de permanecer atentas ao que estamos comendo em vez de estar imersas num mar de pensamentos enquanto comemos de forma automática, sem nos darmos conta nem dos sabores nem do que estamos ingerindo.

A obsessão por perder peso nos rouba tempo, alegria e energia que poderíamos dedicar para aproveitar mais da vida

Mais ainda, na maioria das vezes, quando atravessamos etapas de tristeza, estresse ou ansiedade, tentamos encontrar um alívio momentâneo do mal-estar que sentimos desenvolvendo hábitos pouco saudáveis. Um deles costuma ser **comer de maneira compulsiva ou inconsciente**, o que nos leva a comer mais do que necessitamos e a desenvolver problemas com a alimentação. É o que chamamos de "fome de coração", comer para preencher um vazio emocional, algo que nos dói. O sobrepeso — ou a tão em moda obesidade — e os problemas digestivos podem aparecer como consequência disso.

Comer com plena atenção é dar-se bem com a comida, deixando de torná-la responsável pelas alegrias ou pelas tristezas, e dando-lhe o valor que merece: fonte de vida e nutrientes que são indispensáveis para nossa saúde.

Mesmo sem ter problemas com a alimentação, você pode ampliar sua prática meditativa e levar a plena atenção ao ato de comer, para assim ser mais consciente de seu apetite e ter uma relação de amor com a comida.

Sintonizar mente e corpo enquanto você come tem o objetivo de **melhorar sua relação com a comida** de que se nutre e, em consequência, desfrutá-la mais. Significa pôr seus cinco sentidos no que está comendo, prestar uma atenção especial — livre de julgamentos e de crítica — deixando-se surpreender pelo que observa como se fosse a primeira vez que você tivesse a sorte de ingerir esses alimentos.

A atenção plena é o oposto de considerar a vida como garantida. Experimentando uma atitude de abertura, livre de preconceitos que a impedem de se surpreender com o que lhe acontece, você pode saborear plenamente os alimentos, sentindo gratidão por tê-los e tornando consciente o processo de comer.

Nós lhe propomos estes quatro passos para comer com plena atenção:
1. **Observar a sensação de fome:** o primeiro passo é detectar o que a leva a comer. Cada vez que comer, pergunte-se: o que me leva a comer? Estou com fome? No dia a dia, o ritmo desenfreado da jornada nos mantêm imersas numa azáfama de emoções e sensações difíceis de distinguir, e muitas vezes comemos por impulso ou porque chegou a hora de comer. A plena atenção a ensina a parar e observar suas sensações corporais, habilidade necessária para saber reconhecer a sensação de "ter fome". Os alimentos do coração são a aceitação e o afeto. Você não pode alimentar com comida um sentimento de tristeza ou ansiedade. Comer com plena atenção a ajuda a intensificar a experiência e aproveitar mais cada porção.

    Só lhe resta aplicar o método científico de tentativa e erro. Na próxima vez que sentir fome, beba um grande copo d'água, espere dez minutos e comprove se ainda precisa de alimento. É muito provável que essa solução não lhe pareça tão suculenta como uma pizza ou um pedaço de bolo, mas, acredite em nós, seu corpo agradecerá. Tenha em mente que a sede é um mecanismo de defesa ao qual seu organismo recorre para avisá--la que está desidratado e que o funcionamento de muitos de seus órgãos vitais está em risco. De fato, quando você bebe água suficiente, seu organismo é capaz de queimar mais gordura, porque, estando você hidratada, o oxigênio em sua corrente sanguínea aumenta, o que faz com que você tenha mais energia para cumprir todas as suas tarefas. Você ainda prefere um pedaço de bolo? Pense que, quanto mais rica for a sua dieta em calorias vazias (batatas, biscoitos, guloseimas, refrigerantes, pizzas, hambúrgueres e ultraprocessados em geral), maior será a confusão de seu corpo para distinguir entre a fome e a sede.

    Nem fome nem capricho… o que você tem é sede!
3. **Escolha um lugar tranquilo,** sem distrações: comer no trabalho, enquanto você olha o celular ou qualquer outra tela ou enquanto responde a inúmeras mensagens no WhatsApp, a desconecta do presente. É ter o corpo ocupado num ato (comer) e a mente em outro (o que você lê, pensa ou dialoga internamente).

É precisamente o contrário de estar no aqui e agora, no momento presente.

Escolha um lugar tranquilo, sem muitas distrações, desligue a televisão se tem uma perto e evite olhar o celular ou atender chamadas. Como um foco que ilumina um ponto numa casa às escuras, a atenção só pode iluminar plenamente uma coisa de cada vez.

4. **Coma com plena atenção:** ponha plena consciência no ato de comer. Mantenha sua mente atenta aos alimentos e às sensações que vai sentindo cada vez que leva uma porção à boca. Coma com calma, devagar e sem engolir rapidamente. Deixe-se surpreender pelos sabores e sensações, sinta como sua sensação de fome vai se transformando e dê tempo ao corpo para que ele a informe do estado em que se encontra à medida que você come.

Agora você se perguntará: e como começo essa relação de amor com a comida?

Começar a comer conscientemente supõe criar um hábito, o que não se consegue de um dia para outro. Contudo, com esses cinco passos, pouco a pouco você poderá substituir ações automáticas por respostas mais conscientes e saudáveis em relação à comida. O mais importante é que você comece a agir.

Comece pouco a pouco

É importante avançar pouco a pouco, por isso lhe recomendamos começar escolhendo uma refeição por dia: café da manhã, almoço ou jantar. Ou, se isso for difícil demais, escolha uma refeição por semana: o café da manhã de domingo ou uma das refeições familiares do fim de semana, por exemplo.

Você verá que, depois de descobrir os benefícios de comer com plena atenção, gradualmente fará o mesmo com o resto das refeições. Responda agora a estas perguntas:

- Com que refeição você começará a praticar o ato de comer com plena atenção?
- Onde comerá? (Nós lhe recomendamos uma mesa num lugar tranquilo, assim será mais fácil prestar atenção somente à comida.)

Identifique suas distrações

Após decidir com que refeição vai começar a praticar, é hora de analisar que distrações aparecem nesse momento do dia.

Por exemplo, durante o café da manhã você gosta de verificar suas mensagens de WhatsApp, mas essa é uma distração importante, por isso é melhor que você ponha o celular no modo avião para desfrutar de seu café da manhã. Cabe-lhe responder para você mesma:

- Quais são suas piores distrações com essa refeição que escolheu? A televisão, o celular ou outra tela, as crianças...? A chave é ter consciência de que essas distrações não estão convidadas para sua refeição.
- O que você vai fazer para que elas não a distraiam nesse momento que escolheu? Pense em algo que a ajude a criar um ambiente com menos distrações

Defina quanto tempo vai investir

O ideal seria que você se concentrasse em cada porção durante toda a refeição, mas é verdade que ao começar isso pode parecer demasiado difícil. Por isso, no início você pode começar pelas primeiras porções.

Assim, defina um tempo realista que você pode se dar para saborear seus alimentos e, se julgar conveniente, use um cronômetro inicialmente. O objetivo é dedicar ao menos vinte minutos para comer; lembre-se de que seu cérebro precisa desses vinte minutos para receber o sinal de "estou satisfeita".

No entanto, se você decide que cinco minutos são suficientes, não faz mal! Com o tempo você poderá aumentar o número de minutos e podemos lhe assegurar que acabará fazendo isso de modo automático, é preciso apenas dar o primeiro passo.

Coma devagar e com atenção

Esta é a parte mais importante, por isso nos aprofundaremos nela. Evidentemente essa não é a única forma de comer com atenção, você pode fazê-lo a seu modo, mas o realmente importante é que concentre toda a sua atenção no momento presente de comer e, quando notar que se distraiu, volte a focar sua atenção para saborear a porção.

Verá que é muito fácil. Tente! Antes de levar a primeira porção à boca, respire profundamente, inspire e expire.

Pergunte-se: quanta fome tenho? Muita ou pouca? É minha hora habitual de comer? O que diz meu estômago? Tenho sede? Estou estressada, entediada, preocupada, com pressa?

Preste atenção nas cores, nos cheiros, nas texturas, nos sabores, nas temperaturas e até nos sons dessa primeira porção. Que aspecto ela tem? A que cheira? Que textura tem? Que sabor predomina?

Mastigue suave e lentamente. Deixe o talher sobre a mesa antes de continuar com a porção seguinte. Se for preciso, coma usando a mão não dominante para ser mais consciente.

Preste atenção na sua mente. Observe quando se distrai, afastando-se da atenção total ao que está comendo ou bebendo, para trazê-la de volta.

> Como você se sente depois de comer? Estressada ou relaxada? Satisfeita ou cheia? Preste atenção aos detalhes

Observe os impulsos que surgem depois de comer algumas porções ou dar alguns goles: ligar a televisão, telefonar para alguém, verificar o e-mail, pensar no que lhe resta por fazer... Se notamos o impulso de comer, nos concentramos novamente na boca, no movimento suave de mastigar ou de beber (inspirando e expirando lentamente).

Evite criticar o alimento que está comendo, apenas sinta os sabores e preste atenção neles.

Observe suas emoções: como você se sente? O que essa comida a faz sentir? Você está estressada ou relaxada?

Agora preste atenção na experiência de seu corpo. Como se sente seu estômago? Vazio, meio cheio, cheio?

Respire e continue com a porção seguinte se ainda não estiver satisfeita. Sinta-se livre para conservar ou retirar o que sobra no prato se já estiver saciada.

Observe como você se sente depois

Esta parte é decisiva para adquirir o hábito. Quando seu cérebro nota que uma atividade nova lhe proporciona um benefício imediato, torna mais fácil que ela seja constante. No entanto, no princípio isso pode não estar tão claro, por isso lhe sugerimos dedicar alguns segundo a observar como você se sente depois de comer. Talvez se sinta mais relaxada ou com um melhor estado de ânimo.

Por isso preste atenção aos detalhes que marcam a grande diferença.

LEMBRE-SE

- Relaxe cinco minutos antes de começar a comer, respire profundamente três vezes.
- Deixe o talher sobre a mesa entre as porções.
- Coma usando sua mão não dominante para ter mais consciência.
- Feche os olhos quando estiver mastigando para se concentrar no sabor.
- Melhore a apresentação de suas refeições e arrume a mesa a seu gosto.
- Escolha qualidade, não quantidade.
- Aprenda algumas receitas novas, assim você dará mais valor a seus pratos.
- Use especiarias para melhorar sua experiência sensorial com os alimentos.
- Faça um registro diário: consegui comer com atenção como me propus?
- Agora cabe a você colocar isso em prática.

9. Sou minha prioridade: desfrute de sua melhor versão

"Desfruto com a tristeza e com a melancolia, mas não com o remorso. Quando a tristeza se aproxima do remorso é foda... O remorso é demolidor e por sua culpa vivi um dos piores momentos de minha vida depois da morte de minha mãe."

Este capítulo é dedicado a você, Pau, que nos deixou uma lista de lições vitais.

No dia 9 de junho de 2020, em plena criação deste livro, falecia Pau Donés após padecer por cinco anos de câncer. A doença nunca ganhou a partida contra sua vitalidade e sua forma de ver a vida, uma filosofia com que conquistou os corações de milhões de pessoas. Não eram só suas canções, hinos para toda uma geração, mas sim que Pau nos havia ensinado a ver a vida com outras lentes. Foi surpresa para muitos que alguém que via a morte tão de perto tivesse essa inteireza, essa integridade.

Segundo um ditado, o medo mata mais do que a morte.

O PODER DE SEUS VALORES INTERNOS

"O futuro? Sei lá. Não há um plano. E viver sem plano é porreta."

PAU DONÉS

Na segunda-feira começo a... mudar a maneira de falar comigo e de tratar a mim mesma. Você já se deu conta de que somos muito mais exigentes, agressivas, inflexíveis e desrespeitosas quando nos dirigimos a nós mesmas em comparação com os demais?

A linguagem é poderosa. Ela determina grande parte de como nos sentimos e como agimos. A tríade psicológica é a interação entre pensamento, emoção e conduta. De tal maneira que nossa forma de pensar influi diretamente em nossa forma de sentir e de agir. **Sentimos como pensamos.**

De modo que sua segurança, sua confiança, seu compromisso com os projetos ou com as mudanças que você decide adotar, a relação que mantém com outras pessoas, tudo vem determinado pela maneira como você fala consigo mesma a respeito do que acontece e pela forma como você o interpreta.

Dedicamos "Na segunda-feira começo" às palavras com que nos relacionamos com nós mesmas, o **autodiálogo**. Imagine que existem diferentes idiomas emocionais. Referimo-nos a idiomas que nos fizeram sentir de maneira diferente em função da expressão ou da palavra que escolhemos. Assim, uma pessoa que diz "sou incapaz de começar uma alimentação saudável porque sinto que vou fracassar" se sentirá insegura, frustrada e fraca. Dessa forma, seu comportamento estará relacionado com a perda de oportunidades, porque sua insegurança e sua falta de confiança a levarão a não querer intervir e agir.

Sem dúvida expressar-se assim pode ser fruto de fracassos anteriores, baixa autoestima ou falta de experiência por não ter se exposto antes a uma situação. Entretanto, escolher um vocabulário diferente e falar com você mesmo com mais otimismo e segurança melhorará certamente sua própria confiança. Talvez isso não a torne uma pessoa mais assertiva, engenhosa e ativa, mas lhe dará um pouco mais de segurança.

Preste atenção a partir de agora aos comentários e às críticas que faz a você mesma ou à maneira como costuma antecipar o fracasso, o perigo ou os problemas. Verá que envia para si mesma muitas mensagens carregadas de negatividade e toxicidade que interferem diretamente na sua maneira de sentir e agir.

Sentimos como pensamos

Proponha-se cada dia a **anotar palavras otimistas**, serenas, alegres, construtivas e motivadoras. E procure repeti-las ao longo do dia. Permita que essas palavras ganhem presença e protagonismo em sua vida e passem a fazer parte de sua forma cotidiana de falar.

Todas nós temos a capacidade de encontrar soluções criativas para nossos problemas. Para resolvê-los, devemos nos abrir para uma forma diferente de encarar a realidade, mas não a partir das atitudes e das crenças aprendidas desde a infância, e sim com os olhos de uma criança que vê o mundo pela primeira vez. O importante é encontrar o próprio caminho, o autêntico.

- **Mude sua forma de ver:** diante dos desafios da vida cotidiana, com frequência damos voltas e voltas num problema e não encontramos um modo eficaz de resolvê-lo, pois não percebemos que a dificuldade pode estar na perspectiva empregada para ler uma determinada situação. Segundo o filósofo grego Epíteto, "não são as coisas que nos perturbam, e sim a opinião que temos sobre elas".

  A chave não reside em buscar uma solução, mas sim em reformular o problema, em olhá-lo de forma diferente, de uma "maneira criativa".
- **Confie no seu potencial:** às vezes nos sentimos tão decepcionadas pela falta de respostas para um problema que abandonamos a busca de alternativas e nos resignamos. Não nos damos conta de que existem outros caminhos que não exploramos simplesmente porque não os vimos. Confie! Você tem mais potencial do que acredita. Lembre-se de que a palavra criativo está relacionada com criação. Ao enfrentarmos nossos conflitos, se aplicarmos a criatividade que nasce em cada uma de nós, seremos seres criadores de nossa própria vida.
- **Defina cada problema:** por trás das situações que nos preocupam existe geralmente um conflito; duas ou mais forças que se contrapõem em algum ponto. O conflito pode se produzir entre você e a realidade ou entre você e seu interior. É importante especificar onde está o conflito e em que pontos se chocam as várias forças envolvidas no problema. Diante de cada conflito, não esconda os sentimentos e evite repetir as mesmas soluções que podem levá-la a uma vida monótona, como no filme *Feitiço do tempo*.[2]
- **Aprenda com a dificuldade:** as dificuldades que a vida nos apresenta podem ser vistas como obstáculos ou como oportunidades. Oportunidades para quê? Para aprender alguma coisa. Diante de uma situação difícil, pergunte-se: o que posso aprender aqui?

---

[2] Filme norte-americano de 1993 cujo título original é *Groundhog Day*, literalmente *O dia da marmota*. (N.T.)

O que pode me ensinar o fato de viver esta experiência? Responder a essa pergunta pode lhe abrir uma nova maneira de considerar o problema, pois é uma porta para o que vem adiante em vez de uma âncora atolada no passado.

- **Deixe de fazer suposições sobre tudo:** esvaziar-se de suposições é a chave para avançar. É necessário desaprender o que sabemos sobre um problema e não dar nada por sabido. Às vezes, as soluções que você tentou aplicar a algo que a angustia fazem parte do próprio problema, de modo que a impedem de ver aspectos da situação e de encontrar novos enfoques.
- **Volte ao ponto de partida:** dê alguns passos para trás. Tente abstrair-se e ver o problema como se o fizesse pela primeira vez, como se não fosse você a pessoa envolvida. Contemple-o como se fosse algo totalmente estranho e desconhecido. Como se visse uma bicicleta pela primeira vez e dissesse que é "um inseto metálico gigante". Essa nova visão lhe permitirá despojar-se das velhas perspectivas.
- **Adote novas perspectivas:** a criatividade implica ver as coisas a partir de outra perspectiva; por isso às vezes é útil propor outros pontos de vista. Para tanto, você pode tentar o seguinte exercício. Sente-se comodamente e imagine: "Se eu contasse esta situação a uma criança, o que ela me diria? E um sábio? E um pugilista?" Você pode fazer esse exercício com qualquer personagem ou pessoa que lhe ocorra. Só um conselho: não foque apenas no que diz o sábio. A criança e o pugilista também sabem o que dizem!
- **Projete opções criativas:** depois de se esvaziar e se enriquecer com outros olhares, é o momento de voltar a se situar diante do problema e de projetar novas maneiras de abordá-lo. Em muitas ocasiões, basta recolocar os elementos e encontrar novas combinações de ideias.

Lembre-se de que a chave é quebrar a rotina. Se não nos propomos a levar uma vida criativa, nos depararemos com um obstáculo fundamental: o costume, o que é seguro, a rotina. Esteja aberta a novas opções.

- **Atreva-se a imaginar, a inventar:** anime-se a crer em suas próprias ideias, crenças, intuições e esforços. As soluções criativas parecem mais arriscadas, implicam abandonar sua zona de conforto. O crescimento pessoal não depende de chegar à meta, mas sim do que você pode aprender a desfrutar durante a viagem. Ao reinventar sua realidade, você também se reinventa. Viver uma vida criativa implica aprender com a experiência, sem ficar prisioneira dela, traçando seu próprio caminho.

Leve em conta que **o autêntico inimigo da criatividade e da improvisação é a rigidez mental.** Se você tem a sensação de viver a mesma coisa reiteradamente, de estar num *looping* do qual não sabe como sair, é o momento de desativar o piloto automático. Atreva-se a improvisar. Desse modo você começará a deixar para trás a rigidez mental, a viver momentos que a surpreenderão e a desfrutar de relações melhores com os outros.

LISTA DE PRIORIDADES

"Estamos tão acostumados a ter um coração que pulsa que não lhe damos muita importância, mas, quando a coisa não está clara, você aprende a avaliar o que isso significa."

PAU DONÉS

Conquiste a mudança que deseja! Se você quer mudar algo em você mesma ou em sua vida, nós lhe propomos uma série de passos que podem ajudá-la a consegui-lo. Identifique que meta quer alcançar e persevere em conseguir seus objetivos, dando-se valor e sem se comparar com os outros. Assim você alcançará sua melhor versão.

A viagem da mudança é a viagem da vida. Tem a ver com abandonar as perspectivas negativas que criamos e ser capazes de ver nossa existência de outra forma. Essa é a única maneira de viver com um verdadeiro significado, sendo conscientes de nosso potencial e de nossas capacidades.

Para isso, você deve se libertar de muitas de suas ideias anteriores e estruturas de pensamento. A maioria dos pensamentos costuma se desenvolver numa espécie de jaula invisível. Você deve ser capaz de "pensar fora da caixa", isto é, deixar para trás a estrutura mental que não lhe permite ver as coisas a partir de pontos de vista diferentes. Para nós, a caixa é composta por nossa história vital e pode parecer inalterável.

É um espaço mental em que ficamos aprisionadas sem ter realmente consciência disso.

Você diz a si mesma: "eu sou assim", "não posso mudar" ou "isso é o que me coube viver". Nós o vemos como algo preestabelecido. É essencial que você se entenda sem se julgar para começar a ver as coisas de forma diferente; para adquirir autocontrole você deve saber quais são suas crenças, expectativas e condicionantes (reais ou imaginárias).

A chave do processo de mudança reside em que seja um trabalho próprio e íntimo, em muitas ocasiões contra o que outras pessoas opinam. Exige determinação, perseverança e compromisso, além de outras ferramentas emocionais.

Uma vez que você estiver neste processo, começará a se reconhecer. Você é uma pessoa com a mente aberta para a mudança? Depende de você até que ponto quer ser protagonista ou espectadora. Quando iniciar esse caminho, perceberá o quanto a caixa é realmente artificial! A mudança é uma parte fundamental da natureza humana, desde as mudanças evidentes que sobrevêm com a idade até aquelas que vêm determinadas pelas circunstâncias externas, as quais não podemos controlar.

Para conseguir a mudança, você deve adotar uma atitude orientada para a ação, em vez de deixar que as circunstâncias a manejem.

- **O primeiro passo desse caminho de mudança é a consciência.** Observar seus pensamentos distorcidos ou automatizados é imprescindível para poder começar a mudar de mentalidade. É um processo de aprendizagem inversa e, de certa forma, de desaprendizagem. Trata-se de reconhecer que estímulos originais parecem desencadear suas respostas automáticas, repetitivas e distorcidas, que fazem com que parte do que você pensa pareça inevitável.

- **Uma segunda etapa seria reconhecer sua capacidade e seu potencial.** O pior que pode lhe acontecer é sentir que você não é capaz de manejar sua vida, que não pode escolher. Isso às vezes pode ser verdade em determinados contextos e situações, por isso você também deve aprender a reconhecê-los

Se você focar de maneira consciente o momento presente e se fixar no positivo, aumentará sua sensação de confiança

— para aceitá-los, incorporá-los e seguir adiante. Sendo consciente do que mudar, quando e como, você poderá ir desenvolvendo sua capacidade de fazê-lo.
- **O terceiro degrau dessa subida consiste em esquecer.** O que você precisa esquecer nesse caso são os "deveria". Qual é o problema dessa palavra? Ela simplesmente sugere que só há uma forma de fazer as coisas — e não necessariamente a que você pensa —, uma forma sujeita a convencionalismos que raramente deixa espaço para a inovação, para a mudança. "Sempre foi feito assim" é outra frase que reflete um modo habitual de ver as coisas. Substitua essa forma de pensar por outra, aberta para novas possibilidades.
- **Uma quarta forma de avançar na mudança consiste em focar o positivo, isto é, no AQUI E AGORA.** Viver o momento presente é algo de que todos somos conscientes, mas que poucos de nós tornamos realidade devido à pressa, ao trabalho, ao estresse, às expectativas que percebemos e muitos outros fatores que fazem com que cada dia seja como qualquer outro. Só quando adoecemos ou diante de uma situação adversa, tornamo-nos conscientes do aqui e agora, de nosso presente, esse grande aliado que ignoramos sem nos dar conta.

"Quem não é presa da necessidade, é presa do medo: alguns não dormem pela ansiedade de querer as coisas que não têm e outros não dormem pelo pânico de perder as coisas que têm."

EDUARDO GALEANO

Se você se concentra de forma consciente no momento presente e se fixa no positivo, aumentará sua sensação de confiança. O efeito sobre sua sensação de bem-estar será imediato. As mudanças não costumam ser tranquilas, isso é só o começo. Talvez de fato possam ser graduais, fazer-se pouco a pouco, mas sempre com determinação. Quando você quer mudar, tem que entrar com tudo; se não, estará modificando, consertando, maquiando ou atrasando situações que a sobrecarregam. Identifique o que deseja conseguir, concentre-se nisso, atreva-se com pequenas mudanças e supere os medos. Essas são as chaves para que seja bem-sucedida.

Conquiste sua melhor versão

A mudança se inicia identificando o que você quer conseguir e qual é o sentido do que deseja obter. Se isso já está claro para você, estes passos podem ajudá-la:

- **Divida seu propósito em etapas:** dividir seu propósito em pequenas etapas faz com que seja mais simples identificar as barreiras que podem existir e desmontá-las. A mudança não é uma conquista única, mas o encadeamento consistente de tarefas pequenas e executáveis.
- **Mantenha um registro das conquistas:** por mais evidente que seja esta etapa, isso lhe dará uma ideia de movimento ou de ação imprescindível a fim de obter a motivação necessária para uma mudança permanente.
- **Aprenda com os erros:** no processo, podem ocorrer tropeços ou erros, que, se você souber reconhecê-los, lhe permitirão aprender e a ajudarão a não os repetir (ao menos de uma forma consciente) e seguir adiante. A perseverança e a repetição a ajudarão a avançar passo a passo.
- **Pare agora de se comparar com os outros:** entender que todos nós estamos em nossa própria viagem, e que não importa onde os outros estão, é essencial para começar. Isso depende de seu próprio progresso não do dos outros. Você deve compreender que está olhando sua vida a partir de um lugar independente do de outras pessoas e que, portanto, é uma pessoa única.
- **Entenda o poder de sua forma de pensar:** para a mudança que você quer realizar, ajustar o modo de pensar é muito poderoso. Você pode pensar que seu mau humor se deve a outras pessoas ou circunstâncias externas que não pode controlar, mas na realidade se trata de uma escolha, a de como você reage diante das adversidades e das circunstâncias.
- **Goste mais e melhor de você mesma:** aceitar-se sem se julgar lhe oferecerá uma versão diferente de você mesma. Isso significa aceitar tanto seus pontos fortes quanto suas fraquezas. Assim, você pode começar a se mover de uma forma autêntica para toda a vida.
- **A viagem nunca termina:** a mudança nunca acaba porque você não deixa de crescer como pessoa. A grande notícia é que você não

chegará à perfeição por mais que tente. Porque a vida não consiste nisso, mas sim em ampliar seus conhecimentos e suas perspectivas continuamente. Quando aceitar isso, ficará mais fácil alcançar a felicidade que você merece.

AGRADEÇA E VENCERÁ

"Eu estava perdendo muitas coisas da vida. Não tenho medo."

PAU DONÉS

Que bonito é gostar de si mesmo, não é verdade? Porém mais bonito ainda é gostar dos que nos rodeiam. Gostar de si mesmo é diferente de aparentar que o fazemos. Como reflexão, por exemplo, a corrente que impera neste momento nas redes sociais relaciona o fato de postar fotos — de refeições com amigos, uns risos, uma viagem com paisagens de filme, ou indo ao cinema ou assistindo a uma série nova, posando com nossa melhor cara o com nossos bichos de estimação, de momentos na praia ou bebendo alguma coisa com amigos — com uma falsa crença de que assim somos felizes, ou que temos uma autoestima de aço, que damos prioridade a nós mesmos e mostramos ao mundo como estamos bem; os usuários que as veem podem interpretá-las assim: "como vive bem", "como se cuida", "como gosta de si mesma", "que sorte tem", "como estão felizes" e um longo *et cetera*. **Erro**. A saúde mental não se reflete nas redes sociais.

Gostar de si mesma, cuidar-se, amar-se e dedicar tempo para si não tem nada a ver com a postura social. A corrente do "eu, mim, me, comigo, para mim" nos incomoda um pouco.

Surgem-nos várias perguntas com relação ao tema de gostar de si mesma e da gratidão. Como canta Rosalia em seu álbum *El mal querer*, vamos nos fazer as seguintes perguntas: as pessoas que vivem voltadas para os outros gostam menos de si mesmas? Desconhecemos nosso valor? Não temos autoestima? Outra dúvida: meu valor e minha dignidade como pessoa são menores caso meu valor esteja relacionado com o espírito prestativo e de entrega para os outros? Gosto menos de mim por isso? Deixaremos as coisas assim para que cada um pense sobre elas.

Parece-nos que estamos num momento decisivo para começar a olhar além de nossos narizes:

- **Você é valiosa pelo fato de existir.** Simplesmente isso. Não é preciso que você reflita de manhã, de tarde e de noite sobre onde está o seu valor. É seu número de série. Você é grande, gigante.
- **Leve em conta que, se você não sabe quais são seus pontos fortes**, se não sabe em que você é boa ou o que lhe cai bem, não pode oferecê-lo aos outros nem o repetir. Por isso, por favor, foque o quanto você é maravilhosa.
- **Amplie o foco também para os outros.** Quem necessita de um telefonema, uma ajuda, um "oferecer-se para alguma coisa"? Basta que você pronuncie a pergunta mágica: "Em que posso ajudá-lo?"
- **Pense que grande parte de seu bem-estar se baseia em seu pertencimento ao grupo**, em sentir-se querida, valorizada e aceita. E, para que isso ocorra, você tem que se entender com os outros. Ninguém quer ter em sua tribo alguém egoísta que pensa em si mesma antes de pensar no grupo. Seus objetivos são maravilhosos, mas os do grupo têm que acompanhá-los.
- **Pergunte-se: você é feliz?** Ótimo. Você deve saber que a felicidade está diretamente relacionada com seus neurotransmissores e que estes são liberados em função das atividades e do estilo de vida que você leva. Dar, presentear, pensar nos outros, ajudar, facilitar, oferecer-se ou sentir a felicidade dos outros libera neurotransmissores relacionados com a nossa própria felicidade. Sim, a serotonina, a dopamina, as endorfinas e a oxitocina estão vinculadas às relações sociais, à compaixão, ao compartilhamento de momentos de felicidade em grupo.
- **Leve consigo um diário ou uma agenda.** Anote nele todos os momentos bonitos (não necessariamente felizes) que viveu durante o dia. Assim poderá comprovar que grande parte de nossa felicidade reside em compartilhar; um presente, um momento, um sorriso, uma confidência, um convite... Esses momentos são únicos, viva-os intensamente.
- **Sua autoestima depende também da visão que você tem de você mesma com relação aos demais.** Como creio que me percebem, como interajo com as pessoas, como me relaciono, como quero ser no grupo. Quem sou eu com os outros.

Saber quem você é com os outros e que marca quer deixar a ajuda a ser mais solidária, amável, educada, prestativa e dedicada. Sinceramente, vemos isso como uma opção maravilhosa de amar a si mesma. Nossos vínculos com o mundo dão um sentido profundo a nosso ser.

Vamos compartilhar com você uma história encantadora para que entenda o poder do **agradecer**.

Havia um pássaro que vivia no deserto, muito enfermo, sem penas, nem nada para comer ou beber e sem refúgio para viver, maldizendo sua vida dia e noite. Um dia, um anjo estava cruzando o deserto e o pássaro o deteve e lhe perguntou:

— Para onde vai?

O anjo respondeu:

— Vou me encontrar com Deus.

Então o pássaro pediu ao anjo que por favor perguntasse a Deus quando terminaria seu sofrimento. E o anjo lhe disse:

— Sem dúvida o farei!

E o anjo se despediu do pássaro. Ao se encontrar com Deus, o anjo lhe comunicou a mensagem do pássaro, explicou-lhe sua terrível situação e perguntou quando terminaria seu sofrimento.

Deus respondeu:

— Diga-lhe que ore desta maneira: "Graças a Deus por tudo." O anjo voltou até o pássaro e lhe transmitiu a mensagem de Deus. Uma semana depois, o anjo passou de novo pelo mesmo caminho e viu que o pássaro estava muito feliz. As penas tinham crescido em seu corpo. O pássaro cantava e dançava alegremente. O anjo ficou assombrado diante do que viu porque se lembrou de que Deus lhe dissera que não haveria felicidade para o pássaro no que lhe restava de vida. Com essa surpresa em mente, o anjo foi visitar Deus de novo. Ele lhe perguntou e Deus respondeu:

— Sim, não haveria felicidade para o pássaro, mas tudo mudou porque o pássaro caía sobre a areia quente e dizia "graças a Deus por tudo". De modo que, fosse qual fosse a situação, o pássaro continuou repetindo "graças a Deus por tudo", e, portanto, mudou o que lhe restava de vida.

Qualquer que fosse a situação que eu enfrentasse, comecei a repetir esta simples oração: "Graças a Deus por tudo." Ela me ajudou a mudar meu ponto de vista sobre o que tenho e o que me falta em minha vida. Do mesmo modo, comecei a compartilhar essa história com toda a minha família e meus amigos, o que promoveu uma grande mudança em nossos comportamentos. Além disso, essa simples oração realmente teve um impacto profundo: comecei a sentir como sou abençoada, como sou feliz, como a vida é boa!

Essa parábola procura nos mostrar como o **poder da gratidão** é grandioso. Uma simples palavra, um simples pensamento, que nos ensina a ser agradecidas por tudo que temos em nossa vida, tem poder para dissolver qualquer "situação". Agradeça, confie e verá a mudança em sua vida.

Diz o ditado que "é de bem nascido ser agradecido". **Você quer saber os benefícios para a saúde quando praticamos a gratidão?**

> Uma simples palavra, um simples pensamento, tem poder para dissolver qualquer situação que enfrentamos

Comprovou-se que as pessoas que praticam a gratidão obtêm benefícios constantes a médio e a longo prazos. Esses benefícios vão desde a resistência emocional e a melhora da saúde até as vantagens profissionais e uma maior empatia, como demonstraram diversos estudos científicos:

Expressar gratidão muda literalmente a estrutura molecular de nosso cérebro, e é o que mantém a massa cinzenta em funcionamento e nos torna pessoas mais saudáveis e mais felizes. Sabemos disso graças ao Centro de Investigação de Consciência da Atenção Integral da UCLA, que, mediante um estudo concreto nessa matéria, observou que, quando nos sentimos felizes, nosso sistema nervoso central vai se modificando. Portanto, praticar a gratidão nos proporciona **felicidade**.

Outro estudo muito conhecido nesse campo foi realizado por Robert A. Emmons, da Universidade da Califórnia em Davis, e seu colega Mike McCullough, da Universidade de Miami. Ele revelou que as pessoas que praticam a gratidão têm menos problemas de saúde e rendem uma média de 1,5 hora mais.

Um terceiro estudo sobre a gratidão, feito com adultos com transtornos neuromusculares congênitos, revelou que os participantes que expressaram gratidão se sentiam mais revigorados e renovados cada dia ao despertar e mais conectados que outros do grupo que não expressavam gratidão.

A quarta investigação, feita por um grupo de cientistas chineses, valorizou a quantidade de agradecimento que as pessoas demonstram em sua vida cotidiana. Descobriu que os níveis mais altos de gratidão se associavam a um sono melhor e também com níveis mais baixos de ansiedade e depressão.

Outra investigação realizada na Universidade George Mason com veteranos da guerra do Vietnã descobriu que as pessoas que experimentam maiores níveis de gratidão também tinham menores níveis de estresse pós-traumático e sua resiliência melhorava

Benefícios da gratidão para a autoestima e para o bem-estar

1. Ajuda-a a **apreciar as experiências** positivas pelas quais você passa a cada dia. E ocorre que, se você se sente contente, alegre, satisfeita e feliz, o habitual é que queira celebrar isso com risos, com gritos de alegria. Se você agradece por esses momentos, as lembranças positivas geradas em você aumentarão diretamente seu bem-estar e, inevitavelmente, também sua autoestima.
2. Melhora sua **autoavaliação**. Vejamos um exemplo: se graças a seu esforço você conseguiu algo importante, posteriormente vai comemorar essa conquista, de forma que a avaliação de sua capacidade melhora. E ocorre que a gratidão reforçará essa autoavaliação e lhe permitirá futuramente ativar essas capacidades de forma imediata.
3. Ajuda a **superar o estresse** e o trauma. Inclusive, com relação a uma experiência negativa e desagradável, ao pôr em prática a força da gratidão, seu nível de estresse se reduzirá e, portanto, você poderá se recuperar mais rapidamente. Como? Agradeça a aprendizagem que obteve do fracasso, já que é com os erros que mais se aprende. Não se trata de negar a situação, mas de aceitar o fato e buscar uma saída ou uma solução. O trauma durará menos e sua atitude será mais positiva depois de agradecer pelo que você aprendeu. Com tudo se aprende, não se esqueça disso.

4. Anima a **colocar em prática seus próprios valores**. Quando você agradece por algo não material, basicamente o que está fazendo de maneira inconsciente é ressaltar as qualidades dessa pessoa, que se identificam com seus próprios valores pessoais.
5. Ajuda a **criar novos vínculos** sociais e a fortalecer os que você já tem. Você é muito poderosa para sobreviver em seu entorno relacional, porque todos gostamos que nos agradeçam e tendemos a desenvolver maior simpatia, empatia e afeto pelas pessoas agradecidas. Isso fará com que queiramos nos sentir próximas delas. E ser agradecida a torna mais atrativa.
6. Mantém você no **momento presente**, no "aqui" e "agora", ajudando você a não presumir nada como perpétuo ou "dado de graça". Também evita que você esteja sempre se lamentando das coisas do passado ou de aspectos que não lhe agradam. Assim, ocupar a mente "agradecendo" evita "revirar" o passado e lhe permite apreciar o que está desfrutando no momento atual.
7. Melhora **seu humor**. Quando você agradece, diminuem emoções como a tristeza, a angústia, o apego tóxico, a raiva ou a frustração, fazendo com que você se sinta melhor e melhorando também sua autoestima.

AME-SE COM ARTE

"Sou um perfeito incompleto se me viro e não te vejo."

PAU DONÉS

"Sejas bom contigo e agora. É uma forma de estar no mundo. Contigo ou contra ti. Sendo teu melhor amigo ou o inimigo mais terrível. A partida é travada com apenas um jogador, que é o protagonista absoluto. Vale a pena amar-se. Vale a pena que te amem. Faças isso já. E o faças bem."

TERRY GRAGERA

Nos amamos pouco e nos amamos mal. E isso apesar de sermos as companheiras mais fiéis que teremos durante toda a vida. A família, os filhos, os amigos, o cônjuge... podem ir embora, podem falhar, mas sempre estaremos até o último dia de nossa existência com nós mesmas. Não seria sensato aprender a nos tratarmos bem? A pergunta não é trivial. Muitas das relações e das ações que empreendemos são mediadas por essa forma particular de ser ou não boas e compassivas com nós mesmas. Mas por onde começar? Cada pessoa deve se situar, ver seu ponto de partida e entender como se sente quando toma decisões, refletir sobre o que acredita que os outros pensam sobre ela... e a partir daí traçar o objetivo do que deseja conseguir.

O fato de se amar, de se admirar e de confiar nas próprias emoções, por mais estranho que pareça, não é algo que surge de forma natural. É como se estivéssemos programadas para justamente o contrário. Ensinaram-nos a prestar mais atenção quando nos equivocamos do que quando acertamos. Fazemos isso com nós mesmas e com os demais. Se perguntarmos a alguém que coisas quer melhorar em si mesmo, a pessoa certamente mencionará mais de vinte aspectos negativos, mas se você lhe perguntar cinco coisas em que se destaca, terá enorme dificuldade em responder.

Isso nos acontece desde que somos pequenas, supõe-se que o comportar-se bem é o padrão, e não é algo que valorizamos.

Se quer se sentir bem e cuidar das pessoas que mais importam para você, primeiro deve começar a se concentrar em si mesma. Se você está bem, pode oferecer sua melhor versão.

Você deve colocar a si mesma em primeiro lugar, sem deixar que a opinião dos outros a afete minimamente. Você tem direito a manter valores e prioridades diferentes daqueles dos demais. Em síntese, você tem o **direito de se priorizar e de se cuidar.** Pensar que é egoísta tratar-se bem é uma cilada. A pessoa que não sabe gostar de si mesma não sabe viver. E a pessoa que não sabe viver é muito manipulável. Se você não sabe se amar, por mais que seja uma pessoa generosa e agradável, chegará um momento em que não lhe restará força. Quando alguém sabe se amar enche esse **"cofrinho emocional"** e é uma boa referência nos campos profissional, relacional, familiar, social e pessoal.

Apesar da opinião popular, amar-se não significa egoísmo, e sim dispor de equilíbrio emocional, de boa saúde e de uma autoestima saudável.

Quase todas nós temos consciência de como nos tratamos, se somos ou não boas e compassivas com nós mesmas. Mas convém refletir sobre isso. Boicoto-me? Impeço-me de ser feliz? Sou incapaz de lutar pelo que quero? Deixo de lado minhas opiniões? Dedicamos muito tempo às opiniões alheias e muitas vezes ocupamos o dia com atividades para não pensar em nós mesmas. Ocorre que às vezes temos medo de alcançar nossas metas e buscamos elementos para justificar o fato de não as termos alcançado. Além disso, costumamos nos comparar constantemente com os demais e isso acaba se tornando um de nossos grandes boicotadores.

> **AMAR-SE BEM**
>
> "Disso se deduz que eu mesmo devo ser um objeto do meu amor tal como o é outra pessoa. A afirmação de vida, felicidade, crescimento e liberdade próprios está arraigada na própria capacidade de amar; isto é, no cuidado, no respeito, na responsabilidade e no conhecimento.
>
> Se um indivíduo é capaz de amar produtivamente, também ama a si mesmo."
>
> ERICH FROMM, *A arte de amar*

Passos para ser sua melhor amiga
Escute seu interior. A melhor bússola para tomar decisões vitais se encontra dentro de nós mesmas.

Muitas pessoas duvidam de que estão dedicando sua vida àquilo que realmente desejam fazer e se reinventam várias vezes no caminho. Outras se conformam com a existência que levam e se escondem atrás dos obstáculos que as impediram de realizar algo mais próximo de seus desejos. Por último, estão as que não conseguem cumprir sua missão na vida pela simples razão de que a desconhecem por completo. Indagar sobre o que nos define como seres humanos pode ser uma tarefa árdua, mas descobri-lo é uma grande conquista pessoal.

Quando admiramos alguém por seu trabalho — por exemplo, quem se dedica à arte — com frequência caímos no erro de acreditar que essas pessoas nasceram com um dom especial que lhes permite fazer aquilo de que gostam sem esforço nenhum. Essa falsa crença funciona como desculpa para aqueles que se convencem de que não têm nenhuma habilidade especial, já que isso lhes permite permanecer numa cômoda zona de conforto na qual o esforço e a superação pessoal não fazem parte de seu projeto de vida.

Com relação ao sacrifício que supõe levar uma vida alienada em relação aos próprios princípios e desejos, o artista Chuck Close dizia o seguinte: "A inspiração é para os aficionados. O restante de nós simplesmente trabalha."

Levar uma vida em conformidade com nossos ideais requer esforço. Manter-se fiel a si mesma pode acarretar situações de instabilidade quando, diante das dificuldades, nos perguntamos se não teria sido melhor permanecer na comodidade da zona de conforto.

Por tudo isso, devemos aprender a nos escutar. O pensador indiano Jiddu Krishnamurti explicava com estas belas palavras o significado profundo de escutar:

> Não sei se alguma vez você escutou um pássaro. Escutar algo requer que sua mente esteja quieta; não com uma quietude mística, mas simplesmente com quietude. Para me escutar, você deve estar quieto, não ter todo tipo de ideias zumbindo em sua mente. Quando você olhar para uma flor, não a nomeie, não a classifique, não diga que pertence a tal espécie; quando faz tudo isso, deixa de observá-la. Por isso digo que escutar é uma das coisas mais difíceis que há.
>
> Escutar pessoas com ideias políticas totalmente opostas às nossas, escutar nossa companheira/companheiro de vida, escutar nossos filhos, o vizinho, o motorista do ônibus, o pássaro... **simplesmente escutar**. Só quando escutamos sem a ideia, sem o pensamento, estamos diretamente conectados com nós mesmos.

Além de escutar os outros e o que acontece à sua volta, se você for capaz de se escutar de forma ativa, livre e autêntica focando seus desejos mais profundos, conseguirá os seguintes benefícios, que não são poucos:

- Um maior controle sobre sua vida para reagir de maneira positiva frente os acontecimentos e estímulos de seu entorno.
- Facilidade para mudar ou modificar sua vida sem que isso responda a algo traumático, mas sim se relacione com um sentimento de libertação.

- Valentia para perseguir esse sonho que você tanto deseja, que crê ser impossível e que não quer deixar escapar.
- Capacidade para ser mais feliz e, por sua vez, tornar mais felizes os que a rodeiam.
- Disposição para viver cada dia sem ter que se arrepender no futuro, já que terá aproveitado ao máximo sua existência.

Quando por fim você encontrar seu eu mais profundo, descobrirá também que o próprio conhecimento é um processo que dura a vida inteira e que, como dizia Ortega y Gasset: "Quem em nome da liberdade renuncia a ser o que tem de ser já se matou em vida: é um suicida em pé. Sua existência consistirá numa perpétua fuga da única realidade que podia ser."

Não fuja do que você merece ser e viver.

CONFIE E FLUA

"Viver o momento. Viver. E ponto. Porque a vida é um presente generoso."

PAU DONÉS

Há muitas desculpas que usamos quando tentamos justificar por que não estamos levando a cabo algo que nos faria sentir melhor com nós mesmas: "Eu tento, mas não consigo perder peso" ou "Eu adoraria, mas sou incapaz de mudar minhas crenças sobre mim". São frases que justificam inação ante algo que requer certo esforço.

Oliver Burkeman, em seu livro *Manual antiautoajuda: felicidade para quem não consegue pensar positivo*, explica que os que dizem que seu corpo ou suas capacidades limitadas não lhes permitem levar a cabo aquilo que desejam profundamente não fazem mais do que comprovar sua apatia.

Mas Burkerman vai mais longe e explica que, diante da ausência de motivação, muitos cometem um erro muito comum: crer que devemos esperar até que sintamos um desejo premente de fazer algo para sair de nossa "sonolência" existencial. No entanto, ficar sentados esperando que isso aconteça provavelmente não nos tirará da insatisfação e da apatia.

Comprometer-se e arriscar-se a levar a cabo um projeto pessoal a ajudará a se pôr à prova e ativará seu poder, sua motivação e sua autoestima.

O livro pioneiro sobre o controle das emoções e a psicologia aplicada, publicado nos anos 1970, *Nascidos para vencer*, das psicólogas Muriel James e Dorothy Jongeward, assinalava:

> As pessoas com frequência se sentem incapazes de sair de uma situação desagradável ou infeliz. Supõem que estão encurraladas num trabalho, numa comunidade, num casamento, na família ou numa forma de vida. Não veem alternativas de buscar um novo desafio ou mudar algo que lhes desagrada. Limitam sua percepção do problema e não veem as possíveis opções ou uma solução óbvia. Utilizam um foco estreito e o repetem reiteradamente embora, obviamente, ele não resolva nem mude a situação.

Comprometer-se e arriscar-se a levar a cabo um projeto pessoal ativará seu poder, sua motivação e sua autoestima

Existem numerosas técnicas que podem ajudá-la a indagar em seu interior para descobrir o que a impede de se sentir completa e satisfeita com sua forma de ser e de agir, ou de que modo você desejaria mudar. **Você deve escutar seu interior**.

DESCUBRA SUA MAGIA INTERIOR PARA GERAR ATRAÇÃO PARA SUA VIDA (EXERCÍCIO PRÁTICO)

> "Viver sonhando, é isso que vou fazer com o que vier adiante. Vou me dedicar só a coisas que considero que valem a pena, coisas de que gosto. Chega de perder tempo, de desperdiçar a vida com bobagens. *Carpe Diem power*."
>
> PAU DONÉS

Uma das formas mais potentes e efetivas de gerar atração e despertar sua magia interior é a prática do agradecimento. Se você tem consciência de que lhe custa ser agradecida de maneira habitual, vamos lhe propor aqui cinco exercícios muito práticos para começar no caminho da gratidão e adquirir prática nessa força tão potente e benéfica:

- **Finalize o dia anotando três coisas que lhe tenham acontecido pelas quais você é grata.** Leve uma agenda com você. O importante é que a tenha à mão e possa expressar nela aqueles detalhes ou aspectos que ocorreram no seu dia e a fizeram se sentir grata. Talvez uma mensagem, alguém que a tenha feito sorrir; uma conversa amena e divertida; uma carícia ou um beijo de seu companheiro; um abraço inesperado de seu filho; que toque no rádio essa canção que você tanto gosta; o poder desfrutar de um momento de tranquilidade e de relaxamento; preparar uma comida com todo o amor do mundo...
- **Agradeça todos os dias a três pessoas por suas ações.** Quanto antes você começar a praticar a gratidão, menos lhe custará ser agradecida. Agradeça se a deixaram passar abrindo-lhe a porta do elevador; se você está sobrecarregada e lhe cedem o assento no transporte público; se um carro freia numa faixa para pedestres e lhe cede passagem amavelmente e sem pressa; se aquele garçom a cumprimenta todos os dias com um sorriso de orelha a orelha no início da manhã...
- **Saia para dar um passeio de gratidão.** Desconecte-se e saia para a rua a fim de dar um passeio; que o sol acaricie seu rosto, enquanto você respira profundamente. Mas não será um passeio normal, e sim com um tapete vermelho de gratidão; você precisará estar muito atenta aos cheiros, aos sons, às sensações positivas que lhe chegam quando fizer o passeio, e, ao fazê-lo, agradeça. Pelo quê? Pela vitamina do sol que a está alimentando, pelo som dos pássaros, pelo cheiro de grama recém-cortada, pelos sorrisos que recebe ao passear...
- **Carta de gratidão.** Escreva uma carta à mão para uma pessoa apenas pelo simples fato de tê-la em sua vida, ou para alguém a quem no passado não agradeceu por alguma coisa, um amigo, um familiar, um companheiro de trabalho, seu cônjuge, a você mesma... Dê-se tempo para redigir a carta, faça-o tranquilamente e com riqueza de detalhes. Expresse todas as grandes qualidades dessa pessoa e como ela afetou sua vida para melhorá-la.
- **"O frasco dos momentos felizes".** Guarde num frasco mediano de cristal transparente os objetos que lhe trazem lembranças boas ou momentos bonitos que você viveu durante todo um ano.

Anote numa etiqueta o número do ano. Introduza em seu frasco, por exemplo, ingressos de cinema, de teatro, a pulseira de um festival, a nota de um almoço magnífico ou de um jantar especial, a etiqueta daquela peça de roupa que comprou para você mesma, o desenho que seu filho pintou ou um bilhete, a embalagem daquela barra de chocolate tão especial... O objetivo de ir enchendo o frasco é que no final do ano você reviva esses momentos, recorde-os e possa agradecer por tê-los vivido e sentido.

10. Panela de cocção lenta (Chup chup): divirta-se na cozinha

CRIE SEUS PRÓPRIOS CARDÁPIOS

Por mais que nos proponhamos a comer de maneira mais saudável e tenhamos essa intenção quando vamos fazer compras, é fácil — se não levamos uma lista — cair na tentação de comprar os alimentos que os supermercados anunciam, arruinando nossos propósitos. Lembre-se de que os supermercados têm uma estratégia perfeita para nos fazer morder a isca.

Por isso, tendo chegado à reta final, queremos ajudá-la a planejar suas compras e elaborar seus cardápios semanais de forma simples, com ferramentas úteis que facilitarão essa tarefa, além de ajudar seu bolso e seu bem-estar.

Comece fazendo uma lista dos pratos que quer preparar e organizando-os para que estejam bem distribuídos ao longo da semana. Você pode usar um quadro como este da próxima página:

Plano semanal

	Café da manhã	almoço	jantar	lanches
Domingo				
Sábado				
Sexta-feira				
Quinta-feira				
Quarta-feira				
Terça-feira				
Segunda-feira				

Guarde seus planos para revisá-los de vez em quando e não repetir demais os pratos e fazer cardápios variados, ou para ver quanto tempo faz que você não preparou uma receita específica. Esse é seu guia para que saiba a cada dia o que vai comer.

Uma vez que tenha decidido o cardápio que vai tentar seguir ao longo da semana, você deve elaborar a lista da compra, anotando os ingredientes necessários para cada receita e somando-os em caso de repetição de alguns deles em pratos diferentes. Além disso, você eliminará da lista as coisas que já tem na despensa ou na geladeira.

Com a lista bem completa, você sairá para fazer a compra, procurando não adquirir nada que não tenha anotado no papel e não caindo na tentação de ir pouco a pouco pegando o que lhe apetece.

LEMBRE-SE

- O primeiro passo rumo a seus objetivos saudáveis começa no supermercado.

Também a ajudará pôr uma parede de lousa na cozinha. Além de ser uma tendência decorativa, isso lhe permitirá anotar no momento as coisas que precisa comprar ou os pratos que lhe apetecerem para o planejamento seguinte do cardápio, e inclusive receitas novas que encontrar.

Neste ponto talvez você pense: "É complicado para mim encontrar comidas adaptadas à minha vida, meus horários e meus costumes. Eu gostaria que fossem saudáveis e, ao mesmo tempo, saborosas e fáceis de preparar." É possível que você esteja farta de comer toda semana os mesmos pratos, mas sua falta de tempo não lhe permite variar, cozinhar ou procurar receitas deliciosas. Você sabe, além disso, que improvisar no cardápio diário a está impedindo de alcançar seu objetivo, mas ocorre que cada dia é uma luta constante entre sua geladeira, seu diabinho, sua preguiça e sua pouca destreza na cozinha. A tudo isso se soma o fato de que lhe parece complicado equilibrar bem um cardápio semanal saudável e, se você se decide por um já feito, é possível que ele seja enfadonho e não se adapte a seu estilo de vida.

> O primeiro passo rumo a seus objetivos saudáveis começa no supermercado

Devido a tudo isso, o que acha de botar as mãos na massa e aprender de verdade a planejar um cardápio semanal **saudável, saboroso e simples** adaptado à sua vida e aos seus gostos? Que passos você vai seguir?

Primeiro. Quantas vezes você vai comer?
Você deverá ter em conta quantas vezes come por dia (cinco, três ou sete) na hora de planejar cada uma de suas refeições, a não ser que costume repetir alguma, como acontece com os cafés da manhã e lanches. Você pode criar uma tabela (numa agenda ou na lousa da cozinha) para preenchê-la.

Talvez você se pergunte quantas refeições são necessárias ou se é mais saudável comer cinco do que três ou sete vezes. Não há uma resposta, isso sempre dependerá, como você viu em capítulos anteriores, de suas sensações de fome, saciedade e estilo de vida, entre outras variáveis pessoais.

Segundo. Crie um quadro por grupos de alimentos
Nós lhe aconselhamos sempre alimentos naturais ou minimamente processados. Para que isso fique mais claro:
- **Alimento natural:** os procedentes diretamente de animais ou plantas, como carne, peixe, ovos, frutos secos e sementes, legumes, hortaliças frescas, verduras frescas e frutas frescas.
- **Alimento minimamente processado:** alimentos naturais que foram alterados sem que lhes fosse acrescentado nenhum ingrediente, como frutas desidratadas, frutas sem casca, hortaliças e verduras prontas para comer.

Portanto, nos concentraremos nesse tipo de alimentos, pois são os que realmente darão a seu corpo o que ele necessita. Eles têm de constituir no mínimo 80% de sua alimentação: verduras e hortaliças, gorduras saudáveis, frutas, carnes, proteínas vegetais, peixes e mariscos, ovos, alimentos lácteos, cereais integrais e tubérculos, legumes, frutos secos, água e infusões.

Se você pensa em alimentos, será muito mais simples para você comer de verdade e, portanto, fazê-lo de forma saudável.

Após decidir que quantidade de comida fará e que alimentos escolherá, nós lhe propomos uma recomendação geral da frequência com que deve ingerir cada grupo de alimentos. Contudo, você deve levar em conta que a frequência de alguns alimentos dependerá também de seu estilo de vida e de fatores pessoais: se você faz esporte ou é uma pessoa um tanto sedentária, se padece de algum tipo de patologia, alergia ou intolerância…

- **Verduras e hortaliças:** todo dia, e que ocupem a metade de seus pratos em cada refeição.
- **Gorduras saudáveis:** todo dia, uma colher de azeite de oliva, um punhadinho de frutos secos, meio abacate.
- **Frutas:** todo dia, de dois a três pedaços.
- **Carnes:** não mais que três vezes por semana e dando prioridade para carnes brancas e magras.
- **Peixes e mariscos:** não mais que três vezes por semana, e tanto brancos como oleosos. Cuidado com os grandes por causa de sua concentração de metais pesados.
- **Ovos:** embora seja possível consumir até três ou quatro ovos por dia sem risco para a saúde, a fim de dar variedade a seus cardápios, nós a aconselhamos a não ingerir mais de três ou quatro por semana.
- **Alimentos lácteos:** embora se costume dizer que devemos consumir alimentos lácteos todo dia, isso não é certo. Consuma-os com a frequência que lhe faz bem e lhe agrade, preferivelmente fermentados, de qualidade e de cabra ou ovelha. Mas lembre-se, nenhum alimento é imprescindível. Como vimos em capítulos anteriores, o cálcio não está presente apenas nos alimentos lácteos.
- **Cereais integrais e tubérculos:** não é vital incluí-los em toda refeição, nem sequer todo dia, depende um pouco de como eles a fazem sentir e sobretudo de sua atividade diária. Mas rejeite a ideia, baseada na falsa crença de muitas pessoas e difundida por métodos milagrosos e dietas prejudiciais, de que esses alimentos engordam.

Você já conhece os grupos de alimentos e sua frequência de consumo. Com a imagem de um prato saudável, pode ver como organizar sua comida.

Agora já pode criar algo assim:

Cardápio semanal					
	CAFÉ DA MANHÃ	LANCHE	ALMOÇO	MERENDA	JANTAR
SEGUNDA-FEIRA	Leite e cereais	Fruta	Arroz com verduras	Frutos secos e chá	Creme de verduras e linguado
TERÇA-FEIRA	Torrada com presunto e chá	Frutos secos	Wok de verduras com lagostins	Fruta	Abobrinha e ovos
QUARTA-FEIRA	Aveia, leite, canela	Fruta	Grãos-de-bico com espinafre	Iogurte ou kefir	Peito de frango e vegetais
QUINTA-FEIRA	Iogurte com fruta e aveia	Frutos secos	Salmão com verduras	Fruta	Ovo, abacate, vegetais
SEXTA-FEIRA	Torrada com peru e café com leite	Fruta	Quinoa com verduras	Frutos secos e chá	Merluza com verduras
SÁBADO	Leite, aveia e chocolate	Frutos secos	Refeição em restaurante	Iogurte	Verduras com carne
DOMINGO	Aveia e fruta	Iogurte	Arroz com verduras	Fruta	Vitela com vegetais

Terceiro. Converta seu quadro em seu cardápio semanal saudável
Esta é a parte sadia e deliciosa do tema, você vai converter o quadro em **comida e em receitas deliciosas!**

Temos algumas recomendações para fazer:

- Tenha em mente todos os seus compromissos, eventos e circunstâncias (comer no escritório, em casa com pouco tempo, saídas com amigos e, caso se anime, ver a previsão do tempo para programar comidas mais frescas ou quentes).
- Examine sua despensa, seu congelador e sua geladeira. O que você tem em casa que pode comer esta semana? As sobras são perfeitas. Você pode utilizar alguma comida que congelou ou verduras que sobraram da semana passada.

- Procure seu momento de inspiração. Há centenas de receitas na internet e você encontrará algumas ideias nas próximas seções.

Quarto. Não se esqueça de que viver implica programar, revisar, improvisar

Você já tem seu cardápio semanal saudável com comidas deliciosas. Agora deve cumpri-lo 100%?

NÃO. Agora deve **viver**.

Uma vez que você tenha esse planejamento semanal, cabe-lhe levá-lo para sua vida, para sua realidade. O bom de criar seu próprio estilo de alimentação saudável é que você encontrará o amor pela saúde e criará uma relação sã com a comida. Esse é o verdadeiro objetivo.

Mais boas recomendações

- Reutilize o quadro de grupos de alimentos tantas vezes quantas desejar; com os mesmos ingredientes você pode fazer diferentes receitas.
- Programe momentos para cozinhar em sua semana. Se puder cozinhar vários pratos num mesmo dia, perfeito; se puder preparar diversas comidas de um dia para outro, perfeito também. Aqui é você que deveria ver o que se adapta melhor à sua vida e às suas rotinas.
- Quando planejar um cardápio semanal saudável, não complique as coisas. Repita alguns pratos, introduza sempre verduras ao forno, cremes frios ou quentes, caldos, vegetais crus... também a massa, a quinoa e os legumes podem aguentar vários dias na geladeira.
- O fato de você ter um plano não significa que deve cumpri-lo à risca. Imagine que para hoje você tinha previsto merluza ao forno com batatas e verduras, mas sua manhã se complicou, você não descongelou o peixe e sua fome está no nível 10, portanto, se você tiver grãos-de-bico em molho de verduras na geladeira, perfeito.

Planejar refeições é ideal, já que dessa forma sua despensa e sua geladeira estarão cheias de opções sadias. O mais importante é ir se conhecendo e descobrindo o que funciona melhor para você.

Dedicar um dia da semana para cozinhar muitos pratos é o ideal. Haverá semanas em que você não poderá fazer isso, mas com certeza você tem brechas para distribuir esses pratos em vários dias. Pode ser que no início lhe dê preguiça e você não tenha suficiente destreza culinária, mas lhe garantimos que valerá a pena.

Você nem imagina o dinheiro que começará a economizar, já que não jogará fora tanta comida nem comprará coisas que não lhe fazem bem. Esperamos que você tire muito proveito e pare de improvisar e viver no limite cada semana, porque, continuando assim, você não chegará a lugar nenhum.

Ame-se e cuide-se muito.

LEMBRE-SE

- Planeje quantas vezes vai comer.
- Crie grupos de alimentos
- Crie seu quadro com os alimentos.
- Preencha seu quadro com receitas deliciosas.
- Aprenda a improvisar dependendo de suas circunstâncias diárias.

O QUE VAMOS COMER NO NOSSO CAFÉ DA MANHÃ?

O café da manhã não é a refeição mais importante do dia, todas as refeições são importantes.

Contudo, de fato é verdade que o café da manhã desperta a nossa mente, ameniza a manhã e nos carrega de energia.

Como deveria ser seu café da manhã?

1. Deveria ser variado, equilibrado nutricionalmente e agradável tanto à vista como ao paladar. Nós lhe recomendamos que ao longo da semana varie tanto os alimentos como a apresentação: assim os desfrutará mais.
2. Constituir a quarta parte do que você ingere por dia. Um cafezinho não é suficiente para preencher essa necessidade; lembre-se de que, além disso, não é um nutriente, mas um tóxico que acidifica nosso sangue.

3. Durar ao menos quinze minutos e ser tomado sentada e sem distrações. Ainda que isso pareça difícil, se você praticar começará a criar o hábito.
4. Estar constituído por um alimento do grupo dos cereais, um alimento rico em proteína e alguma fruta. Você terá um café da manhã que lhe fornecerá energia suficiente para enfrentar sua manhã.
5. Além dos alimentos básicos, contar com outros ocasionalmente, tais como gorduras (azeite, manteiga de frutos secos, abacate…), hortaliças e verduras (tomate, alface, cebola…) e adoçantes naturais (açúcar de coco, mel puro, creme de tâmaras, geleia caseira…).
6. Se lhe for impossível cumprir a última recomendação, seja porque não lhe apetece tudo de manhã cedo (essa questão pode ser trabalhada pouco a pouco) ou porque você não tem tempo, o almoço é uma boa opção para contemplar aqueles alimentos que você não comeu no café da manhã.

O café da manhã não é a refeição mais importante do dia, todas as refeições são importantes

Sua melhor versão começa no café da manhã, por isso tome nota destas deliciosas receitas saudáveis e fáceis de fazer:

- Torradas de pão integral com abacate, rodelas de tomate e um punhadinho de brotos germinados junto com um chá.
- Flocos de aveia com frutas vermelhas, iogurte (vegetal, de cabra ou de ovelha, ou kefir) com açúcar de coco ou mel.
- Sanduíche de pão integral com atum, espinafre fresco e azeitonas.
- Pudim de chia: misture 250 ml de leite ou bebida vegetal com 2 colheres de chia, deixe que repouse algumas horas e acrescente frutas cortadas e frutos secos.
- Lanche integral com tomate, alface, cebola e ovo cozido.
- Torradas integrais com chocolate: derreta 60 gramas de chocolate amargo (mais de 70% de cacau) e unte duas torradas.
- Requeijão com mel e nozes.
- Salada de frutas com iogurte ou kefir.
- Ovos mexidos com tomate e abacate em uma torrada integral.

- Suco verde com manga e banana: pegue uma banana e uma manga média, reserve algumas rodelas de banana e algumas fatias de manga como cobertura e bata o resto junto com 100ml de bebida vegetal, 40g de couve ou espinafre baby, 1 colher de quinoa, um punhadinho de brotos de alfafa e várias folhas de menta ou de manjericão.
- Biscoitos de aveia e banana: você precisará de 100g de flocos de aveia, 150g de farinha integral, 50g de açúcar de coco, 100ml de leite ou bebida vegetal, 1 colher de sopa de levedura em pó, 30g de chocolate puro picado e uma banana.

  Derrame todos os ingredientes numa tigela grande e misture bem até obter uma massa compacta e pegajosa. Forme um rolo com a massa, envolva-a com plástico filme e reserve-a no congelador por 30 minutos.

  Passado esse tempo, retire o plástico filme e corte o rolo em rodelas, dispondo-as num tabuleiro previamente forrado com papel vegetal e asse-as durante 10-15 minutos a 180°C. Deixe os biscoitos esfriarem sobre uma grade e sirva-os.
- Panquecas de aveia com tomate e requeijão: você precisa de 5 colheres de sopa de aveia, 4 claras de ovo e azeite de oliva.

  Bata as claras de ovo junto com a aveia. Uma vez batidas, unte uma frigideira antiaderente com algumas gotas de azeite e aqueça-a ao fogo.

  Despeje um quarto da mistura na frigideira e deixe que coalhe por uns 2 minutos. Gire-a com cuidado para não a quebrar e termine de coalhá-la pelo outro lado até que fique douradinha.

  Retire-a, reserve-a num prato e repita a operação.
- Mingau de aveia com frutas e frutos secos: ponha para ferver numa caçarola leite ou bebida vegetal com uma pitada de canela e flocos de aveia até conseguir a textura desejada.
- Lanche integral de figos e abobrinha: num bom pão integral, ponha figos em rodelas e abobrinhas em rodelas muito finas, um fio de azeite e aproveite a mescla de sabores.
- Chia com pera e pistaches: misture 250ml de leite ou bebida vegetal com 2 colheres de sopa de chia e deixe repousar por uma hora. Acrescente pedacinhos de pera e pistaches crus.

- Pão árabe com guacamole, tomate e brotos: você precisa de um abacate maduro, ½ cebola pequena, 1 tomate pequeno, coentro, pimenta preta, azeite de oliva, ½ limão e um pouquinho de alho (opcional).

  Esmague o abacate com um garfo até conseguir uma pasta cremosa e borrife-a com o suco de limão para que não oxide. Pique a cebola e o tomate e misture-os com o abacate e as especiarias. Pode triturar tudo para obter uma textura mais fina.

  Resta apenas abrir o pão e untá-lo com o guacamole. Pode acrescentar umas rodelas de tomate e um punhadinho de brotos.
- Suco verde de acelgas e uva: bata 250g de uvas vermelhas com 100g de alface, 1 colher de sopa de sementes de linhaça, uma pitada de cúrcuma em pó, uma pitada de gengibre em pó e 200ml de água.
- Crepes leves com requeijão e nozes: você precisa de 2 copos de leite ou bebida vegetal, 200g de farinha integral, 40g de açúcar de coco, 3 ovos, azeite de oliva e 20g de manteiga de amendoim ou amêndoas.

  Bata os ovos com a farinha, o leite ou bebida vegetal e a manteiga; deixe repousar 30 minutos na geladeira.

  Numa frigideira antiaderente com algumas gotas de azeite, derrame duas colheres de sopa da mistura e doure-a de ambos os lados; repita até terminar a massa.

  Coloque os crepes num prato e ponha o recheio de requeijão e nozes.
- Cereais com iogurte: numa tigela misture iogurte com seus cereais favoritos, sempre sem açúcares adicionados, e acrescente pedacinhos de fruta e um fio de mel.
- Iogurte de banana com canela: triture uma banana com iogurte ou kefir, coloque uma pitada de canela e está pronto.
- Torrada integral com presunto e figos: numas fatias de pão integral espalhe queijo cremoso, acrescente presunto serrano e algumas rodelas de figo. Você pode colocar por cima umas folhas de rúcula e um fio de azeite.
- Iogurte com compota de frutas e sementes de gergelim: misture um iogurte com compota de fruta ou geleia e acrescente um punhadinho de sementes de gergelim.

- Creme de aveia com banana e manteiga de amendoim: aqueça leite ou bebida vegetal com aveia — não é preciso que ferva —, triture a banana e acrescente um pouco de canela.

Complemente com umas rodelas de banana, uns morangos cortados e uma colher de sopa de manteiga de amendoim.

- *Muffins* de aveia, banana e maçã: numa tigela triture duas xícaras de flocos de aveia, 3 bananas maduras, 2 ovos, 4 tâmaras sem caroço, 1 colherzinha de bicarbonato, uma colher de sopa de azeite de oliva e canela a gosto.

  Depois acrescente maçã em pedacinhos, misture e coloque a massa numa forma de *muffins*. Ponha no forno a 180ºC até que, ao espetar com um palito, este saia limpo.

- Abacate com ovo: parta o abacate em duas metades e tire o caroço. Pegue uma das metades e quebre um ovo dentro do orifício. Acrescente uns pedacinhos de presunto e tempere a gosto. Leve ao forno a 180ºC até que o ovo endureça a seu gosto.

  Pode acompanhá-lo com uma torrada de pão integral.

- Burrito de guacamole: prepare o guacamole como indicamos anteriormente.

  Faça uma tortilha com 1 ovo e 2 claras de forma que fique redonda. Espalhe o guacamole, acrescente rabanetes em fatias e brotos verdes a gosto. Enrole e está pronto.

- Panquecas de chá matcha: triture 1 banana, 1 ovo, 1 clara, 3 colheres de aveia, 2 colherinhas de açúcar de coco e uma colher de sopa de chá matcha.

  Ponha numa frigideira um pouco de azeite e frite as panquecas uma a uma, dourando-as de ambos os lados. Pode acompanhá-las com iogurte ou frutas em pedaços.

- Ovos beneditinos: você precisa de 4 ovos, ½ limão, 2 pãezinhos integrais, 2 gemas e 2 claras, uma colher de sopa de mostarda de Dijon sem açúcares adicionados, 50g de manteiga de amêndoas, sal rosa ou não refinado, 1 abacate e algumas folhas de alface.

  Primeiro, bata as gemas com a mostarda e acrescente pouco a pouco a manteiga previamente derretida, 2 colheres de sopa de suco de limão e sal. Bata as 2 claras em ponto de neve, misture o molho e reserve-o na geladeira. Corte o abacate em rodelas e borrife com sumo de limão.

Forre uma xícara com plástico filme, quebre um ovo e feche a xícara formando um saquinho. Cozinhe o ovo 4 minutos em água e repita o processo com os outros três. Corte os pães pela metade, toste-os e cubra-os com a alface, as fatias de abacate, o ovo escalfado e uma colher de sopa do molho reservado.

- Torradas de batata-doce: corte a batata-doce em rodelas e passe-as pela torradeira ou pelo forno até ver que estão cozidas por dentro. Unte-as com manteiga de amendoim e banana, creme de chocolate caseiro com mirtilos ou queijo cremoso com geleia de framboesa.
- Tigela de chia com mirtilos: triture um punhado de mirtilos frescos com bebida vegetal, acrescente 2 colheres de sopa de chia por cada 250ml de líquido. Deixe repousar meia hora.
- Tortilha com presunto: faça uma tortilha e utilize-a como um crepe, recheie-a com presunto curado, tomates e uns brotos de rúcula.

Não é obrigatório que o café da manhã contenha sempre todos os grupos de alimentos. O equilíbrio entre os diferentes tipos de alimentos deve ser obtido no conjunto das refeições do dia e não em apenas uma delas.

LEMBRE-SE
- O café da manhã não é a refeição mais importante do dia. Todas o são.
- Ele tem que ser variado, equilibrado nutricionalmente e saboroso.
- Dedique-lhe pelo menos 15 minutos.
- O almoço é uma boa opção para complementar seu café da manhã
- Sua melhor versão começa no café da manhã.

PREPAREMOS DELICIOSOS ALMOÇOS E JANTARES

Já vimos como deve ser um prato saudável, agora cabe-nos pôr isso em prática. Com estes conselhos simples, você verá que é fácil preparar

pratos deliciosos. Se seu objetivo é emagrecer ou simplesmente se manter num peso saudável, já vimos que deve planejar o melhor possível seus almoços e seus jantares, assim não cairá na tentação de comer a primeira coisa que encontrar. A improvisação é seu pior inimigo.
Siga estas pautas, que lhe serão de muita utilidade.

Ideias de almoços

1. Coma em primeiro lugar uma salada de vegetais, uma sopa de verduras, um creme de verduras ou verduras grelhadas.
2. Em segundo lugar você pode comer arroz integral, quinoa, massa de trigo sarraceno, massa de legumes, legumes e massa integral, combinados com verduras.

Para que seja fácil aplicar isto, propomos o seguinte:

- **Massa integral com champignons e molho de tomate:** você precisa apenas ferver a massa e saltear à parte meia cebola picadinha com alguns champignons. Misture tudo muito bem e jogue por cima duas colheres de sopa de tomate frito sem açúcares adicionados.
- **Salada de quinoa e arroz:** no supermercado você encontrará uns copos semipreparados de quinoa e arroz integral; ponha-os no micro-ondas e pronto. Corte ½ pepino, 1 tomate pequeno e ½ pimentão em pedaços pequenos. Acrescente as verduras ao arroz com quinoa e tempere com um pouquinho de azeite, sal e vinagre.
- **Guisado de champignons:** salteie ½ cebola numa frigideira com um pouco de água a fogo médio até que fique macia e transparente. Acrescente champignons a gosto com um dente de alho picadinho e acrescente mais água se for necessário. Cozinhe uns 5 minutos, até que os champignons estejam quase prontos. Acrescente então 100ml de caldo de verduras e salsinha picada a gosto. Cozinhe em fogo lento por mais 5 minutos. Retire a frigideira do fogo, acrescente um copo de leite de coco e tempere com pimenta. Como acompanhamento, faça arroz ou uma massa integral.
- **Salada de brócolis, cenoura e nozes:** corte os brócolis em buquês e cozinhe-o numa caçarola com água e sal durante 5 minutos. Escorra-o e reserve-o. Descasque as cenouras, rale-as e

misture-as com os brócolis. Adicione meia lata de grãos-de-bico cozidos previamente enxaguados e bem escorridos. Prepare um vinagrete com azeite de oliva e sumo de limão para temperar a salada. Disponha os ingredientes numa saladeira e, por último, adicione um punhado de nozes descascadas por cima.

- **Espaguete integral com mexido de cogumelos e camarões:** ferva o espaguete, escorra-o e reserve-o. Enquanto isso, ponha azeite para esquentar em uma frigideira e doure um dente de alho fatiado. Acrescente os cogumelos e salteie-os durante 10 minutos. Acrescente camarões descascados e salteie-os. Incorpore um ovo batido. Para que o aspecto seja de um mexido e não de uma omelete, você tem que retirar a frigideira do fogo e remover a mistura para coalhar o ovo. Incorpore o espaguete escorrido e mexa tudo por mais uns dois minutos.
- **Salada de lentilhas com abóbora, homus tahine e amêndoas:** escorra uma lata de lentilhas cozidas, lave-as, volte a escorrê-las e reserve-as numa tigela. Corte a abóbora em cubos e salteie-a numa frigideira com um pouco de azeite. Quando isso estiver pronto, acrescente as lentilhas à frigideira. Triture um punhado de amêndoas e acrescente-as. Tempere a salada com azeite de oliva extra virgem. Prepare o homus tahine (há receitas na internet, é muito simples e você pode usá-lo para torradas e crudités de verduras, um lanche muito apreciado). Uma vez que tenha a textura desejada, acrescente algumas colheres de sopa por cima da salada.
- **Cuscuz com frango, verduras e cúrcuma:** salteie ½ cebola bem picada na frigideira até que ela esteja dourada. Acrescente pimentão verde, abobrinha e um filé de peito de frango em tiras. Refogue tudo durante 15 minutos. Enquanto isso, ferva a água com um fio de azeite e sal. Quando a água começar a ferver, retire o recipiente do fogo e despeje a mesma quantidade de cuscuz. Remova-o e deixe-o repousar 3 minutos. Acrescente uma colher pequena de manteiga (a mais natural que encontrar) e ponha de novo o recipiente no fogo a baixa temperatura durante 2 minutos; remova o cuscuz com um garfo. Incorpore o frango e as verduras salteadas ao cuscuz e tempere o prato com uma colherinha de cúrcuma.

- **Espaguete integral com espinafres, pedacinhos de presunto e alho-poró:** cozinhe por um lado os espinafres e por outro a massa. Salteie numa frigideira os alhos-porós previamente lavados e cortados em pedaços pequenos. Quando ganharem cor, acrescente pedacinhos de presunto serrano e refogue-os numa frigideira. Incorpore os espinafres e o espaguete e misture bem todos os ingredientes.
- **Lentilhas com salmão, aneto e cominho:** enxague as lentilhas, escorra-as e reserve-as. Descasque e corte uma cebola em pedaços pequenos. Esquente uma caçarola com azeite e doure a cebola e um dente de alho descascado e cortado em fatias. Tempere. Acrescente verduras picadas a gosto e tempere com cominho e aneto. Cubra com caldo de peixe ou água e cozinhe tudo durante 4 minutos. Depois, prepare o salmão na grelha — muito quente; 3 minutos para a parte de baixo e alguns segundos para a de cima. Feito isso, forme uma base com as lentilhas e as verduras e coloque o salmão em cima.
- **Salada de abóbora com abacate, tomate e pepino:** lave e descasque todas as verduras. Rale a abóbora em pedaços muito finos e parta o abacate, o tomate e o pepino em cubos pequenos. Para o tempero final, use uma mistura de azeite de oliva extra virgem, sumo de limão, molho de soja e sementes de gergelim.
- **Chicória com pera e passas:** lave a chicória, retalhe-a e coloque-a numa travessa, após escorrê-la bem. Adicione a pera cortada em cubos, as passas e as sementes de girassol. Prepare um tempero com sal, azeite de oliva extra virgem e um fio de vinagre balsâmico.
- **Abacate com recheio de atum:** corte o abacate pela metade e esvazie-o. Misture atum ao natural com pimentão assado e a polpa do abacate previamente cortada em pedaços. Mexa bem todos os ingredientes e use a mistura para voltar a encher o abacate.
- **Salada fria de grãos-de-bico:** para preparar esta receita à base de legumes, você precisa de grãos-de-bico cozidos, pimentão vermelho e verde, cebola, tomatinhos cereja e azeitonas pretas. Mas você possa acrescentar qualquer alimento que lhe apeteça. Não se esqueça de temperá-la, aliás fica deliciosa temperada só com algumas especiarias, como páprica e cominho.

- **Minipizzas de abobrinha:** corte a abobrinha em rodelas e leve-as ao forno até que fiquem inteiramente cozidas. Em seguida, ponha uma base de tomate frito sem açúcares adicionados sobre cada rodela e depois um cubo de queijo mozarela fresco. Coloque no forno novamente e está pronto para ser saboreado. Você pode usar também berinjela, batata ou batata-doce em vez de abobrinha.
- **Lasanha vegetal fria:** você precisa apenas de rodelas de tomate, com rodelas de mozarela por cima e então, polvilhe com um pouquinho de manjericão. Você pode temperá-la com vinagre balsâmico para dar um toque diferente.
- **Tortilhas integrais de frango com mozarela:** corte um filé de peito de frango em tiras e cozinhe-o na grelha com um pouco de azeite de oliva extra virgem. Em outra frigideira, esquente uma tortilha integral até que fique dourada. Quando estiver pronta, acrescente-lhe a mozarela. Em seguida, adicione as tiras de frango e dobre a tortilha pela metade para que adote forma de meia-lua. Vire-a para que doure do outro lado e, quando estiver pronta, retire-a do fogo e corte-a em triângulos. Como acompanhamento, faça uma boa salada de vegetais.
- **Rolinhos de berinjela com espinafre e queijo feta:** pré-aqueça o forno a 180ºC e lave uma berinjela; corte-a em fatias muito finas, de 1cm a aproximadamente. Polvilhe um pouco de sal não refinado e deixe-as "suar" no papel toalha enquanto o forno esquenta. Quando estiver na temperatura, ponha as fatias de berinjela num tabuleiro com um pouco de azeite de oliva extra virgem. Deixe no forno por 10 minutos. Enquanto isso, lave, escorra e cozinhe o espinafre; corte também o queijo feta em cubinhos. Transcorridos 10 minutos, tire as fatias do forno e, quando o espinafre estiver pronto, acrescente-o cima das fatias e faça o mesmo com o queijo. Por último, enrole as fatias (você pode usar um palito para uma melhor fixação).

E o que acontece com o jantar?

Hoje em dia, o jantar costuma ser uma das refeições mais abundantes e também uma das mais descuidadas, já que a preparamos depois de um dia repleto de atividades e sem tempo para dedicar à cozinha. Por isso, embora jantar pouco não seja uma condição para perder peso, lhe deixamos alguns conselhos para desfrutar de jantares rápidos extremamente saborosos.

O ideal é optar por pratos que a saciem, a relaxem e a ajudem a ter um descanso adequado, algo que se revela decisivo quando queremos nos desfazer dos quilos a mais. Vejamos algumas ideias sadias e saborosas.

- **Abóbora-bolota recheada de atum:** corte a parte superior da abóbora para esvaziá-la. Recomendamos primeiro usar uma faca para cortar o interior. Depois, com uma colher, esvazie delicadamente a polpa. Pique cebola, tomate e a polpa da abóbora. Refogue a cebola um par de minutos e adicione a polpa da abóbora, o tomate, uma latinha de atum ao natural, sal e pimenta. Mexa e deixe cozinhar por 5 minutos. Coloque a abóbora vazia num tabuleiro com algumas gotas de azeite. Recheie a abóbora: a primeira metade com a mistura de atum e os pedacinhos de mozarela, e a segunda com a mistura de abóbora e, de novo, os pedacinhos de mozarela. Leve ao forno a 180°C por uns 30 minutos. Sirva sobre uma base de molho de tomate quente.
- **Espetinhos de carne e vegetais:** escolha os vegetais que tenha em casa, lave-os muito bem e retire suas impurezas. Corte-os em pequenos cubos. Escolha uma carne magra e corte-a em cubos. Em dois espetos, coloque um cubo de verdura, um cubo de carne e, em seguida, um pedaço de limão com casca para que a carne tome seu sabor. Depois coloque mais verduras e, novamente, a carne com seu limão. Depois de montar os espetos, ponha-os num prato com orégano e regue-os com suco de limão. Deixe-os macerar uma hora e, depois, cozinhe os espetos na grelha com algumas gotas de azeite. Por último, antes de retirá-los do fogo, acrescente o sal.
- **Salada de polvo cozido com rúcula e pimentão:** corte uma perna de polvo cozido em rodelas finas e tempere-as com sumo de limão. Corte um pimentão vermelho pequeno em cubinhos, tirando as sementes e os filamentos internos, um pouco indigestos. Disponha uma camada de rúcula no prato ou na saladeira, acrescente o pimentão cortado e as rodelas de polvo. À parte, bata azeite de oliva extra virgem com vinagre de maçã, algumas gotas de sumo

de lima, uma pitada de sal e pimenta preta a gosto. Tempere a salada e termine polvilhando-a com gergelim preto.
- **Salmão ao forno *en papillote*:** corte as verduras, em bastõezinhos se possível. O corte à julienne é ideal para pimentão, abobrinha, cenoura, cebola, berinjela e batata. Se tiver estojo de silicone, coloque as verduras cortadas no fundo. Adicione uma pitada de sal, um pouquinho de vinho branco, um fio de azeite de oliva extra virgem e um pouquinho de água. Se não tiver estojo de silicone, faça um com papel vegetal: corte um pedaço de aproximadamente 60cm x 30cm e dobre-o pela metade. Repita o processo. Coloque em cima o filé de salmão e feche o estojo de silicone ou papel vegetal fazendo dobras que assegurem que ficará bem fechado. Se você o cozinhar no micro-ondas, serão necessários uns 5 minutos na potência máxima. Se usar o forno convencional, pré-aqueça-o a 200°C e deixe o *papillote* no forno durante 15 minutos. Tenha muito cuidado ao abrir o pacote, pois os vapores podem produzir queimaduras.
- **Salteado de frango *oriental* com verduras:** seque o frango com papel toalha e retire os possíveis excessos de gordura. Corte-o em tiras e reserve-o. Lave as verduras a seu gosto e corte-as à julienne. Pique um pouco de gengibre. Aqueça um pouco de azeite de oliva extra virgem numa frigideira ou wok e salteie o frango em fogo forte até que esteja dourado em todos os lados. Retire e reserve. Cozinhe as verduras cortadas também no wok, adicione sal e pimenta e salteie por alguns minutos deixando-as *ao dente*. Adicione o frango salteado, as especiarias a seu gosto e misture bem. Misture numa vasilha um fio de molho de soja sem açúcares adicionados, gengibre, sumo de laranja, vinagre e uma colher de sopa de farinha de grão-de-bico. Acrescente isso à frigideira, misturando e salteando a fogo médio. Cozinhe até que tudo esteja no ponto desejado. Este prato combina muito bem com macarrão fino integral.
- **Almôndegas de merluza e brócolis:** você pode usar sobras de merluza grelhada ou fazê-la na hora, e faça o mesmo com os brócolis cozidos ao vapor. Partindo desses dois ingredientes cozidos e já frios, você precisa apenas colocá-los numa tigela e desintegrá-los. Acrescente parmesão ralado, 1 clara de ovo e sal a gosto.

Misture bem. Num prato coloque pão integral ralado, farelo de aveia e sementes de linhaça e chia, misture bem e reserve para panar. Forme as almôndegas com a ajuda de uma colher e passe-as pela mistura de pão, aveia e sementes. Coloque-as numa forma ligeiramente borrifada com azeite de oliva extra virgem e leve ao forno a 180°C por uns 20 minutos.

- **Tartar temperado de verduras com abacate e ovo:** como sempre, utilize as verduras que tenha em casa (nós gostamos muito com couve-flor, brócolis e cenoura). Lave e seque as verduras com suavidade, corte-as e disponha-as num recipiente para cozer ao vapor. Elas precisam estar muito macias. Abra o abacate e pegue a metade que não tenha caroço. Extraia a polpa e ponha-a numa vasilha com sumo de limão, alho em pó, uma pitada de sal, pimenta preta e cebolinha picada. Cozinhe o ovo até deixá-lo no ponto desejado, nós gostamos que a gema fique líquida, pois é mais digestiva (uns 4 minutos). Esmague as verduras com um garfo para obter uma mistura homogênea. Acrescente sal e pimenta e tempere com um pouco de azeite de oliva extra virgem. Com a ajuda de um aro de empratar, coloque uma base da mistura de abacate, acrescente a mistura de verduras e disponha em cima o ovo aberto pela metade.
- **Salada de brotos grelhados com abacate e iogurte de cabra:** lave os brotos retirando as folhas externas caso estejam danificadas e corte a base com cuidado, sem separar as folhas. Cozinhe um ovo até deixá-lo no ponto desejado. Corte os brotos pela metade longitudinalmente. Aqueça um pouco de azeite numa frigideira e cozinhe os brotos pelo lado do corte, até que dourem bem. Corte uma fatia de pão integral em cubos; se gosta dela crocante, pode tostá-la primeiro. Abra o abacate e corte-o pela metade, fique com a metade que não tem caroço, esvazie-a e corte-a em cubos ou rodelas finas. Bata o iogurte de cabra com sumo de limão, alho granulado, um pouco de azeite de oliva a gosto e uma pitada de sal e pimenta. Monte o prato fazendo uma "cama" com o abacate e acrescente os brotos, o ovo cortado pela metade e o pão. Adicione um pouco de salsinha e algumas colheres de sopa do molho de iogurte. Dê um último toque de pimenta preta recém-moída.

- **Salada de peixe em tacos de alface:** corte uma cebola vermelha à julienne, com fatias muito finas, e coloque-as num prato chato. Lave e corte tomate e pimentão vermelho em cubinhos. Separe umas folhas de alface, lave-as e seque-as muito bem. Cozinhe um filé de peixe branco na grelha até deixá-lo ao ponto. Separe a carne em lascas e adicione as verduras. Adicione alho granulado, páprica, sumo de limão, salsinha fresca e azeite de oliva a gosto. Misture bem, mas com suavidade, para que o peixe não se rompa, e reparta-o com cuidado sobre as folhas de alface.
- **Lombo de peru e maçã na panela:** com esta receita você terá alimento para vários dias. Faça o lombo de peru numa frigideira untada com um pouco de azeite de oliva extra virgem, a fogo forte e girando-o para que a carne fique dourada por todos os lados. Uma vez pronta, passe-a para a panela. Lave, descasque e corte em pedaços umas cenouras e umas maçãs. Descasque e corte também uma cebola pronta para o consumo. Acrescente as verduras à panela junto com um raminho de alecrim e regue com água ou caldo de verduras caseiro sem sal. Adicione sal e pimenta e tampe a panela. Cozinhe em fogo forte até que comece a ferver, baixe o fogo e deixe cozinhar por uma hora aproximadamente. Transcorrido esse tempo, retire a panela do fogo e deixe repousar. Passe as verduras e o caldo por um processador de alimentos. Quando o lombo de peru tiver esfriado um pouco, retire a rede, fatie e sirva junto com o molho e a guarnição que mais lhe agrade.
- **Salada de melão cantalupo com queijo de cabra e lima:** parta um melão cantalupo pela metade e retire as sementes, faça pequenas esferas com uma colher de sorvete e reserve-as. Disponha numa travessa uma base de rúculas e canónigos. Adicione o melão, um punhadinho de azeitonas pretas laminadas e uns cubinhos de queijo feta. Rale um pouquinho de casca de lima por cima. Acrescente sal e pimenta e umas folhas de manjericão fresco picado. Tempere a gosto com sumo de lima, azeite de oliva extra virgem e vinagre.
- **Salada multicor de salmão salteado:** limpe um filé de lombo de salmão e enxugue-o bem. Corte-o em cubinhos e salteie-o numa frigideira com umas gotas de azeite. Tempere com sal e pimenta

e reserve enquanto prepara o resto da salada. Corte os brotos de alface à julienne e finos, e o tomate, a cebolinha e o pimentão em quadradinhos menores. Em taças bonitas, ponha no fundo uma pitada e sal e em cima uma camada de alface, tomate, pepinos e cebolinha. Ponha em cima os cubos de salmão e tempere com uma mistura de sumo de limão e azeite de oliva.

- **Tacos de alface com lentilhas:** enxague as lentilhas cozidas, escorra-as bem e reserve-as. Numa frigideira, refogue a cebola bem picadinha com um pouco de azeite de oliva extra virgem e sal. Quando a cebola estiver bem dourada, acrescente as lentilhas e tempere-as com uma pitada de alho moído. Retire-as do fogo e dê-lhes um toque de limão. Além disso, lave 2 ou 3 folhas de alface e disponha-as num prato. Coloque em cima a mistura de lentilhas ainda quente e acrescente uns cubinhos de tomate e de abacate.

Em seguida, nós a convidamos a provar pratos feitos só com vegetais e com uma alta qualidade nutricional.

- **Almôndegas de brócolis, grãos-de-bico e arroz:** você precisa de lentilhas cozidas (enxaguadas e escorridas) e um punhadinho de arroz integral cozido. Cozinhe também ao vapor um ramalhete de brócolis. Misture os três ingredientes bem escorridos num processador de alimentos. Tempere a mistura com sal e pimenta ou use mais especiarias para realçar seu sabor. Molde as almôndegas com as mãos e ponha-as na placa do forno borrifada com azeite de oliva extra virgem. Leve-as ao forno por aproximadamente 20 minutos a temperatura moderada (180-200°C) e estarão prontas para ser consumidas.
- **Mini-hambúrgueres de abacate e quinoa:** você pode usar um copo de quinoa pré-cozida, 1 minuto no micro-ondas e, pronto, reserve-o. Retire a polpa de meio abacate e corte-o em pedaços numa tigela. Acrescente raspa de lima e seu suco e esmague com um garfo. Incorpore cebola vermelha bem picada, pimentão verde e cebolinha também picados. Tempere com alho granulado, pimenta e sal. Adicione a quinoa e misture bem até ter uma massa homogênea. Será pegajosa, mas você

poderá lhe dar forma com as mãos umedecidas; acrescente um pouco de pão integral ralado se for necessário. Dê-lhes forma de hambúrguer e use uma frigideira para grelhá-los; doure-os bem de ambos os lados.
- **Minitortinhas salgadas e farinha de grãos-de-bico:** disponha numa tigela farinha e grãos-de-bico, tempere com cúrcuma, páprica doce ou picante, alho, sal, salsinha e pimenta preta. Acrescente água pouco a pouco e misture com as hastes até que não restem caroços. Verifique a textura e jogue um pouco mais de água se for necessário: tem que ficar como um mingau espesso. Cubra com um pano limpo e deixe repousar 15 minutos à temperatura ambiente, num lugar fresco. Em seguida, pique muito bem as verduras a seu gosto e acrescente-as à massa, misturando bem. Aqueça a fogo médio uma frigideira untada com azeite de oliva extra virgem. Distribua pequenas porções de massa bem separadas. Cozinhe-as de 3 a 5 minutos a fogo médio, vigiando bem para que não se queimem. Vire-as com uma espátula e deixe dourar mais 1-2 minutos. Pode acompanhá-las com uma boa salada de vegetais, um creme de verduras ou uma parrillada de verduras.
- **Tortilha vegana de abobrinha:** disponha numa tigela uns 60g de farinha de grãos-de-bico, uma pitada de sal e bicarbonato, especiarias a gosto e uma colher de sopa de levedura nutricional, e misture bem com umas hastes, acrescente 120ml de água e um esguicho de sumo de limão. Lave e seque uma abobrinha e rale-a com um ralador grosso, misture tudo muito bem até ter uma massa pegajosa. Unte com azeite de oliva extra virgem uma frigideira antiaderente que possa ir ao forno. Ponha a massa e distribua-a bem, aplainando-a com uma espátula. Cozinhe a fogo baixo e pré-aqueça o forno a 160°C com o gratinado. Eleve um pouco a temperatura do fogo depois de alguns minutos e verifique que está coalhando por baixo, retirando com suavidade as bordas. Se borbulhar no centro, baixe um pouco o fogo. Quando vir que as bordas já estão douradinhas, ainda que a parte de cima continue úmida, coloque-a na parte mais alta que você puder do forno. Gratine até que fique dourado por cima e vire num prato grande. Sirva junto com uma boa salada verde.

LEMBRE-SE

- A comida que você ingere pode ser o remédio mais poderoso ou a forma mais lenta de se envenenar.
- Um corpo saudável começa em seu interior.
- Você não precisa cozinhar complicadas receitas gourmet. Faça apenas comida boa à base de ingredientes frescos.
- Não há truques, nem atalhos, nem poções milagrosas. As únicas coisas que você necessita são desejo e atitude.
- Você não tem que comer menos, mas tampouco mais do que realmente necessita.
- Se vem de uma planta, coma-o; se foi feito numa fábrica, descarte-o.
- Cada vez que você come é uma oportunidade para chegar a seu peso saudável.
- Seu maior tesouro é sua despensa; se você não o vê, não o come.

LANCHES: REFEIÇÕES RÁPIDAS E SAUDÁVEIS

Se você chegou até aqui, provavelmente detectou quando tem fome de verdade ou quando está alimentando uma emoção. Já terá experimentado, praticado e aceitado que as emoções não precisam de nenhum tipo de alimento e muito menos de um produto processado com alto teor de gorduras e de açúcares.

O desejo de comer muitas vezes se deve ao tédio ao estresse, à ansiedade, à tristeza, à baixa autoestima etc. Embora seja importante controlar as ingestões por esses motivos, também podemos lhe dar alternativas para um lanchinho sadio e apetecível que não destrua seus desejos de se sentir bem com você mesma.

Para manter o organismo saciado e sem desejo de comer, é aconselhável buscar opções ricas em proteínas, fibra e gorduras saudáveis. Para não ganhar peso, também podem ajudá-la preparações que exijam mastigação e não forneçam muitas calorias.

Por outro lado, quantas refeições devemos fazer no dia se queremos perder peso? Três? Cinco? Uma? Essa é uma das questões em nutrição que mais mudaram com o tempo. O importante é que você encontre o número exato que lhe permita sentir-se bem, não passar fome, ganhar em saúde e em vitalidade e — por que não? — perder peso. E você deve alcançar esses objetivos levando em conta sua idade, seu sexo, sua constituição, sua rotina e seu ritmo de vida.

Se você é daquelas que comem mais de três vezes ao dia, nós lhe propomos estes lanches para fazer em qualquer momento que sinta fome.

- **Grãos-de-bico condimentados:** pré-aqueça o forno a 200°C e forre uma forma com papel vegetal. Numa tigela, misture sal, alho em pó, cúrcuma, pimenta preta moída e páprica doce com sumo de limão. Bata um pouco com um garfo até que todos os ingredientes se integrem. Enxague uma lata de grãos-de-bico cozidos, escorra-os bem, adicione-os à tigela e misture com cuidado para que não se desfaçam. Despeje a mistura na forma e espalhe-a bem. Leve ao forno a 200°C durante 40 minutos, removendo de vez em quando. Retire, deixe esfriar e sirva.
- **Biscoitos integrais com sementes, espelta e centeio:** para umas 30 unidades você precisa de 130g de farinha de espelta integral, 100g de farinha de centeio integral, 180g de mistura de sementes, 3 colheres de sopa de azeite de oliva extra virgem, 120-150ml de água e sal a gosto. Pré-aqueça o forno a 180°C e prepare as formas com papel vegetal. Misture num recipiente as farinhas com o sal e mexa com umas varetas para desfazer os grumos. Acrescente água muito lentamente e volte a amassar até que não note grumos secos. Espalhe com um rolo sobre uma superfície limpa formando um retângulo e corte tiras largas com uma faca. Distribua-as em bandejas. Pinte com um pouco de água ou azeite e adicione sementes por cima. Leve ao forno por uns 12-15 minutos, tomando cuidado para que não se queimem. Nós a aconselhamos a girar as formas na metade da cocção para que cozinhem uniformemente por todos os lados, sempre vigiando, pois é uma massa que pode se queimar facilmente.
- **Pipocas no micro-ondas:** dependendo do tamanho da bolsa de papel, você poderá usar maior ou menor quantidade de grãos de milho; você deve comprar milho em grão para pipocas. As bolsas típicas de lanche costumam ter capacidade para uns 60g de milho

e acreditamos que essa é uma boa porção. Ponha os grãos de milho num recipiente e acrescente uma colherada de azeite de oliva extra virgem e sal a gosto. Misture bem e encha a bolsa de papel. Você tem que deixar espaço dentro para que o milho ao rebentar não rasgue as paredes da bolsa. Dobre a extremidade da abertura sobre si mesma e pregue os cantos, fazendo alguns cortes com uma tesoura para criar umas abas que servirão de fecho de segurança. Ponha a bolsa deitada no micro-ondas e aqueça a potência máxima durante uns 2 minutos. Condimente a gosto.

- **Biscoitos de aveia salgados:** você precisa de 200g de flocos de aveia, 15g de manteiga derretida, 200ml de água, sal, uma pitada de bicarbonato de sódio e sementes a gosto. Pré-aqueça o forno a 200°C com calor em cima e embaixo, prepare uma forma com papel vegetal e derreta a manteiga numa frigideira ou no micro-ondas. Misture num recipiente os flocos de aveia com o sal, o bicarbonato de sódio, as sementes e a manteiga. Ponha a água para esquentar numa caçarola até que ferva, derrame-a então na mistura pouco a pouco, misturando com uma espátula. Deve ficar uma massa úmida e não pegajosa. Se estiver muito seca, ferva um pouco mais de água e acrescente-a. Amasse com a mão no mesmo recipiente. Ponha a massa sobre uma folha de papel vegetal para o forno e estique-a com o rolo deixando-a o mais fina possível. Corte círculos com a borda de um copo não muito grande e distribua-os nas formas, sem necessidade de separá-los demais. Leve ao forno por uns 15 minutos, até que os veja dourados e firmes. Deixe seus biscoitos esfriarem sobre uma grade antes de consumi-los.
- **Bolinhos de aveia, amêndoas e sementes:** para 12 unidades você precisa de 2 ovos, queijo fresco batido, 75g de flocos de aveia, 60g de amêndoas moídas, 2 colherinhas de levedura química, 100g de chocolate amargo com no mínimo 70% de cacau, sal, pimenta preta, cominho e mistura de sementes a gosto. Pré-aqueça o forno a 180°C e coloque o papel vegetal numa forma. Ponha numa tigela grande os ovos com o queijo e bata com umas varetas. Acrescente os flocos de aveia, as amêndoas, o sal e a levedura. Misture um pouco e adicione as sementes e as especiarias. Continue mexendo com suavidade até ter uma massa

homogênea. Cubra com um pano limpo e deixe repousar 15 minutos. Reparta a massa na forma em 12 porções arredondadas com uma colher grande, deixando alguma separação entre elas. Você pode lhes dar uma forma mais redonda com as mãos umedecidas. Finalize com sementes ou chocolate puro (mais de 70% de cacau, bem picadinho) e leve ao forno por uns 25-30 minutos. Deixe esfriar.

- **Frutos secos ao caril:** você pode prepará-los e conservá-los num frasco hermético; precisa de 300g de frutos secos naturais a gosto, uma colherada de caril moído, uma colherinha de cominho em grão, ½ colherinha de cominho moído, 1 colherinha de cúrcuma moída, uma pitada de canela moída, uma pitada de páprica doce ou picante, azeite de oliva extra virgem, 1 colherada de açúcar de coco, raspa de laranja ou limão, sal a gosto e pimenta preta. Aqueça numa frigideira grande o azeite, adicione o caril e as sementes de cominho e misture bem para que o azeite se aromatize. Acrescente os frutos secos e as sementes e mexa para que os sabores se impregnem. Adicione o cominho, a cúrcuma, a canela, a páprica e o sal e mexa por mais uns dois minutos. Rale a casca do cítrico escolhido, acrescente o açúcar e um pouco de pimenta preta recém-moída. Mexa constantemente em fogo médio para que os frutos secos não se queimem. Continue cozinhando sem deixar de mexer até que estejam bem tostados. Deixe esfriar antes de guardar num frasco.
- **Edamames com especiarias ao forno:** pré-aqueça o forno a 180ºC e prepare uma forma ou travessa grande. Ferva muita água salgada numa panela e cozinhe os edamames diretamente congelados. Esfrie rapidamente e extraia-os das vagens. Ponha-os numa tigela com azeite de oliva e tempere com especiarias a gosto, sal e pimenta, e mexa para misturar bem. Estenda-os na bandeja preparada e leve-os ao forno por uns 35-45 minutos, mexendo aos 20 minutos para que assem de forma homogênea e tomando cuidado para que não queimem.
- **Bombons de dois ingredientes:** para 12 bombons você precisa de 100g de tâmaras, 80g amêndoas e canela. Tire os caroços das tâmaras e pique-as, coloque-as junto com as amêndoas numa máquina de moer e triture. Mexa com uma colher e volte

a triturar até que fique uma mescla pegajosa, então adicione um pouco de canela e misture bem. Forme os bombons com as mãos, e depois você pode passá-los por cacau ou coco ralado, ou deixá-los como estão. Deixe esfriar uns 10 minutos na geladeira antes de comê-los.

COMIDA E ALMA: PRATICAMOS COZINHANDO

Você já chegou ao final deste livro, agora lhe cabe pôr em prática tudo que aprendeu. Não sabe cozinhar? Pois isso precisa ser corrigido. Você vai aprender a pôr o avental e fazer pratos saborosos e saudáveis. Verá como é fácil!

Também é certo que há fatores importante na hora de cozinhar que vão mais além de sua experiência e sua habilidade. Nesse sentido, é necessário comprar os ingredientes da melhor qualidade e ter em mãos os materiais apropriados. Há uma infinidade de artigos de cozinha e cada um deles tem sua utilidade, portanto é questão de você ir se organizando pouco a pouco. Entre esses utensílios, alguns são básicos:

- Facas: nunca lhe podem faltar a faca do cozinheiro, a multiusos, a de serra e a de descascar; e, além disso, bem afiadas.
- Tábua de cortar: de plástico ou de madeira.
- Colher de pau, escumadeira, espátula e concha.
- Bateria de cozinha: frigideiras, panelas e panela de pressão, em diferentes tamanhos.
- Liquidificador.
- Máquina de moer.
- Recipientes herméticos: importantes para guardar comida e tê-la preparada de antemão.
- Balança de cozinha e recipientes medidores.

Nosso primeiro conselho é que você perca o medo da cozinha, pois todas nós podemos cozinhar um prato decente, não é preciso ser um grande chef. Procure receitas, encontre os ingredientes e os utensílios que necessita, e concentre-se nos tempos. Você deve apenas seguir a receita ao pé da letra. Logo verá como se surpreende com seu próprio resultado.

Quanto aos condimentos, acertar com a quantidade de sal, pimenta, vinagre e outros é talvez o mais difícil. O truque é começar pouco a pouco e ir retificando. É possível consertar acrescentando mais, mas não se você se excede. Portanto, você já sabe, de menos para mais.

Não tenha a pretensão de elaborar pratos complicados se você é marinheira de primeira viagem. Comece com receitas simples e com o tempo irá aumentando o nível de dificuldade de suas elaborações. As receitas costumam indicar sua dificuldade: alta, média e baixa. Comece pelas mais simples. Isso não significa que você deve se conformar com uma salada, não tenha medo do fogo.

Outros fatores importantes na hora de cozinhar são o tempo e o estresse. A pressa não é boa na cozinha. Para cozinhar é preciso tempo porque a preparação dos alimentos é um processo. Se uma receita requer 30 minutos de cocção, você não pode lhe dar menos, portanto deixa de fora a pressa e o estresse. Se entrar na cozinha, desfrute-a.

Há alguns truques muito básicos que podem tornar sua vida mais fácil se você está iniciando:

1. Não ponha as especiarias em cima do exaustor nem do fogão, melhor guardá-las num armário ou lugar fresco onde não entrem o vapor das cocções e o calor do fogo. Elas durarão mais tempo e conservarão melhor o aroma.
2. Faça em dobro: arroz, quinoa, massa e legumes... Você levará o mesmo tempo para fazer uma ou duas tigelas. Assim poderá guardar na geladeira o que sobrar e terá ingredientes já feitos para as próximas refeições.
3. Prove suas comidas enquanto as faz e lembre-se: de menos para mais. Desde seu ingrediente-base a qualquer sabor que você vá adicionando.
4. O alho picado se queima rapidamente. Quando for fazer um refogado, não ponha primeiro o alho picado, deixe-o para o final, antes de adicionar os líquidos.
5. Para que as verduras dourem, não mexa nelas. Se você quer verduras *al dente*, douradas, crocantes e que conservem sua cor, cozinhe-as no fogo alto, salteando-as de vez em quando, mas deixando que estejam em contato com a frigideira. Se não, é impossível que fiquem douradas.
6. Congelados sem água: deixe que se descongelem com tempo na geladeira e escorra-os antes de usá-los.

7. Antes de sair para trabalhar, deixe que as carnes, os peixes, o tofu ou as verduras fiquem marinando enquanto você está fora; quando voltar, terá apenas de cozinhá-los na chapa.
8. Deixe esfriar os bolos, os pães e as tortas antes de cortá-los, pois sua estrutura interna é muito mais delicada quando estão quentes e eles poderiam se desfazer. Uma vez frios, você pode cortá-los e servi-los, pois terão uma estrutura muito melhor.
9. Qualquer guisado, mingau, sopa ou caldo fica mais saboroso com um refogado. Faça-o em casa, não compre pronto. Não é preciso acrescentar tomate a todos os refogados, você pode fazê-lo com cebola, alho-poró, pimentão... E não se esqueça das especiarias e de uma pitada de sal.
10. Antes de começar a cozinhar, prepare os ingredientes (corte, lave, pique, descasque) e os utensílios que vai utilizar.
11. Limpe no ato, já que não é a parte mais divertida. Cada vez que cortar um tipo de verdura na tábua, passe-lhe um pano limpo e úmido, e, de passagem, limpe a bancada caso tenham caído fragmentos. Quando acabar com a tábua e a faca, lave-as num instante. O mesmo com as tigelas e os utensílios que usou. Assim, depois só terá que lavar os pratos que tiver usado para servir e o recipiente em que tenha cozinhado. Importante! Deixe que as frigideiras e as panelas esfriem antes de pô-las para lavar.

Agora lhe cabe organizar-se para não cair na improvisação, que é seu pior inimigo se você quer se manter num peso saudável.

Você vai aprender a cozinhar em poucas horas para toda a semana, uma tendência que está muito em moda: o *batch cooking*. Se não tem tempo, mas quer comer melhor, essa é a sua solução. Essa técnica consiste em cozinhar para toda a semana ou para vários dias, otimizando ao máximo os recursos e as cocções dos alimentos. O primeiro e o maior benefício é que você se aproxima da comida caseira, se reconcilia com a cozinha e se afasta dos ultraprocessados, do *fast-food* e da comida elaborada fora de casa, que sempre é de qualidade pior que aquela que você pode criar com suas próprias mãos. A técnica também lhe permitirá reduzir o tempo que você dedica à cozinha e organizar sua alimentação, o que melhorará a qualidade de sua dieta.

Outra vantagem que você deve levar em conta é a econômica. Não só você economizará em comida como, ao cozinhar em poucas horas para toda a semana, também reduzirá seu consumo energético, o que se traduz igualmente num benefício para o meio ambiente, já que você desperdiça menos e economiza energia. Você tinha se dado conta desse detalhe?

A primeira coisa de que você necessita é planejar seu cardápio semanal, tal como vimos anteriormente. Essa técnica procura aproveitar os ingredientes e as cocções de um prato para outro. Escolha uma ou duas carnes de qualidade, ovos, um ou dois peixes ou mariscos, um ou dois cereais integrais, quinoa e arroz integral, um ou dois tipos de legumes e vários vegetais para cocção, forno e chapa.

Na véspera, organize a compra com uma lista fechada, não compre mais do que necessita; lembre-se: seu primeiro passo rumo a uma vida mais saudável se inicia quando você põe o pé num supermercado. Nós lhe recomendamos alimentos frescos e de temporada, que possam ser congelados, pois algumas de suas preparações irão ao congelador.

Uma vez que tenha os ingredientes, você pode cozinhar vários pratos num dia do fim de semana para resolver o resto das refeições semanais. Vai lhe ajudar muito pôr no recipiente, além do nome do prato, a data da elaboração e o dia (se é almoço ou jantar) em que planeja consumi--lo. Abaixo lhe mostraremos um exemplo prático e simples.

Escolha peito de frango, lombo de porco, ovos, linguado, salmão, arroz integral, massa integral, quinoa, grãos-de-bico, lentilhas e verduras. Elabore pratos como frango com verduras ao estilo oriental, tortilhas de verduras, saladas de quinoa com verduras, arroz com verduras e pinhões, grãos-de-bico e lentilhas ensopados com verduras, peixe ao forno com batata, *papillote* de salmão com verduras e berinjelas recheadas.

A chave é saltear, cozinhar ao vapor e levar as verduras ao forno.

Cozinhe a massa, o arroz e a quinoa. Quanto aos legumes, você pode usar os cozidos embalados, previamente enxaguados e escorridos. Uma vez que tenhamos esses alimentos preparados, é muito fácil fazer os diferentes pratos: cozinhar cremes de verduras, misturar as verduras salteadas com frango, arroz, quinoa, massa e legumes; utilizar o arroz, a quinoa, a massa e os legumes para preparar deliciosas saladas; fazer alguma tortilha de verduras e preparar peixe ao forno.

Simples e fácil assim. Em poucas horas você terá seus recipientes para toda a semana; etiquete-os e guarde-os na geladeira ou no congelador dependendo do dia em que vai consumi-los. Com essa técnica você poderá resolver várias refeições em poucas horas, um bom método para poupar tempo e dinheiro enquanto come de maneira mais saudável para cuidar de sua saúde.

LEMBRE-SE

- A improvisação é seu pior inimigo.
- A cozinha pode ser muito divertida; ninguém nasce um grande chef, torna-se.
- Cozinhe para vários dias: assim economizará tempo e dinheiro, melhorará o meio ambiente e cuidará da sua saúde.

Bibliografia

Alcaide Hernández, F., *Aprender com os melhores*. São Paulo, Planeta, 2019.

Allen, S., *Cómo vencer el miedo, dejar de procrastinar y convertirse en una persona de acción: Método práctico para eliminar la procrastinación y cambiar cualquier hábito: 1 (Éxito y Productividad Sin Límites)*. CreateSpace Independent Publishing Platform, 2016.

Armendáriz Sanz, José Luis, *Gastronomía y nutrición*. Madrid, Paraninfo, 2019.

Barris, J., Sibel, A., et al., "Perfil psicopatológico en una muestra de adolescentes obesos", II Congresso Virtual de Psiquiatria, 1 de fevereiro a 7 de março de 2001(citado: 06-02-2001); conferência disponível em: http://www.psiquiatria.com/congreso.

Barris, J., Sibel, A., Quiles, I., Bassas, N. e Tomas, J., "Perfil psicopatológico en una muestra de adolescentes obesos", em J. Tomàs (org.), *Psicosomática, bulimia, obesidad y otros trastornos de la conducta en la infancia y adolescência*. Barcelona, Laertes, 2001.

Barris, J., Sibel, A., et al., *Perfil psicopatológico en una muestra de adolescentes obesos*. Barcelona, Laertes, 2000.

Calvo Bruzos, Socorro, Gómez Candela, Carmen, López-Nomdedeu, Consuelo e Ángel Royo Bordonada, Miguel, *Nutrición, salud y alimentos funcionales*. Universidade Nacional de Educação à Distância.

Cañizares Márquez, Josémaría e Carbonero Celis, Carmen, *La salud y la calidad de vida: hábitos y estilo de vida saludables en relación con la actividad física: el cuidado del cuerpo: autonomía y autoestima*. Sevilha, Wanceulen Editorial, 2016.

Congost, S., *A solas, Descubre el placer de estar contigo mismo*. Barcelona, Zenith, 2019.

Del Rosario, D., *El Libro que tu cerebro no quiere leer. Cómo reeducar el cerebro para ser más feliz y vivir con plenitude*. Barcelona, Urano, 2019.

Estrada Nava, Evelyn Yazmin, et al., *Relación de la grasa corporal con la alimentación emocional y calidad de la dieta en universitarios de México*. Archivos Latinoamericanos de Nutrición, v. 70, n. 3, p. 164-173, 2020.

Fairburn, C., *La superación de los atracones de comida. Cómo recuperar el control*. Barcelona, Paidós, 1995.

Fisher, M. F. K., *El arte de comer*, Madrid, Debate, 2015.

Fornons Fontdevila, David e Aguilar, Alicia (orgs.), *Cuerpo, salud y comida: aspectos socioculturales de la nutrición*. Barcelona, Editorial UOC, 2014.

García Cabrera, J., *No más dietas, aprende a manejar tu insulina. Descubre cómo funciona tu cuerpo y cómo obtiene energía de los alimentos*. Agenciaaaisbn.es, 2018.

Gibney, Michael J., A. Macdonald, Ian e M. Roche, Helen, *Nutrição & Metabolismo*. Rio de Janeiro, Guanabara Koogan, 2006.

Godfrey-Smith, P., *Outras mentes: o povo e a origem da consciência*. São Paulo, Todavia, 2019.

Goleman, Daniel, *Inteligência Emocional*. Rio de Janeiro, Objetiva, 1995.

González Alonso, Olivia, *Nutrición consciente: vitalidad y bienestar por la alimentación*. Valencia, Ediciones i, 2011.

Gracia Arnaiz, Mabel, *Comemos lo que somos: reflexiones sobre cuerpo, género y salud*. Barcelona, Icaria, 2015.

Hayes, S. C. e Smith, S., *Saia da sua mente e entre na sua vida: a nova terapia de aceitação e compromisso*. Novo Hamburgo, Sinopsys Editora, 2022.

Herrero, G. e Andrades, C., *Psiconutrición. Aprende a tener una relación saludable con la comida*. Córdoba, Arcopress Ediciones, 2019.

Katz, David L., *Nutrición médica*. Lippincott Williams And Wilkins. Wolters Kluwer Health, 2015.

López Espinoza, Antonio, Gabriela Martínez Moreno, Alma, *La educación en la alimentación y nutrición*, Madrid, McGraw Hill, 2016.

Mataix Verdú, José, *Nutrición y alimentación humana. 1, Nutrientes y alimentos*. Madri, Ergon cop., 2009.

____, *Nutrición y alimentación humana. II, Situaciones fisiológicas y patológica*. Madrid Ergon cop., 2009.

Miralpeix Odilo, Assumpta, *Cocina eco: Comer bien, gastar menos, aprovechar más*. Barcelona, Grijalbo Ilustrados (Plataforma de conteúdos digitais), 2018.

Mujaes, C., *Cambio radical: 33 lecciones milagrosas para transformar tu vida*, Barcelona, Editorial Alamah, 2018.

Observatorio de la Alimentación, *La alimentación y sus circunstancias: placer, conveniencia y salud: estudio sobre los comportamientos alimentarios de la población española*, Barcelona, V Fórum Internacional da alimentação, 2004.

Olgen, J., *Psicología de la alimentación: comportamientos saludables y trastornos alimentarios*, Madrid, Ed. Morata, 2005.

Primo Yúfera, Eduardo, *La alimentación doméstica: conocimientos básicos sobre nutrición familiar*. Madrid, Alianza D. L., 2001.

Robbins, T., *Poder sem limites: a nova ciência do sucesso pessoal*, Rio de Janeiro, BestSeller, 2017.

_____, *El aquí y el ahora. Diario de mindfulness: Libro autoayuda y desarrollo personal para reducir el estrés y ansiedad de la vida cotidiana*. Cloud Forest Press, 2021.

Rodríguez-Santos, F., Aranceta, J. e Serra, L., *Psicología y Nutrición*, Edición Noviembre, 2008.

Ronald Hubbard, l., *Dianética: el poder del pensamiento sobre el cuerpo*. Editorial New era, 2009.

Santiago, Cristina, *Nutrición veg&sana. Alimentación saludable sin mitos ni carencias*, Libros Singulares, 2019.

Segni, Niki, *Dicionário de sabores: combinações, receitas e ideias para uma cozinha criativa*. Rio de Janeiro, Casa da Palavra, 2014.

Sibel, A., Quiles, I., *et al.*, "Trastornos psicosomáticos y reflexiones acerca de nuevos horizontes terapéuticos en la patología de la obesidad", II Congresso Virtual de Psiquiatria, 1 de fevereiro a 7 de março de 2001 (citado: 06-02-2001); conferência disponível em: http://www.psiquiatria.com/congreso.

_____, "Perfil psicopatológico y relacional de las familias con obesidad", em J. Tomàs (org.), *Psicosomática, bulimia, obesidad y otros trastornos de la conducta en la infancia y adolescência*. Barcelona, Laertes, 2001.

Sibel, A., Quiles, I. e Barris, J., "Trastornos psicosomáticos y dinámica familiar: a propósito de la obesidad", *Revista Systémica* (2000), n° 8, pp. 75-88.

Winston, S. M. e Seif, M. N., *Guía para superar los pensamientos atemorizantes, obsesivos o inquietantes: libérate de los pensamientos negativos con terapia cognitiva-conductual*. Málaga, Ediciones Sirio, 2019.

Direção editorial
Daniele Cajueiro

Editora responsável
Ana Carla Sousa

Produção editorial
Adriana Torres
Júlia Ribeiro
Juliana Borel

Revisão de tradução
Fernanda Lutfi

Revisão
Daiane Cardoso

Diagramação
Douglas Kenji Watanabe

Este livro foi impresso em 2022 para a Agir.